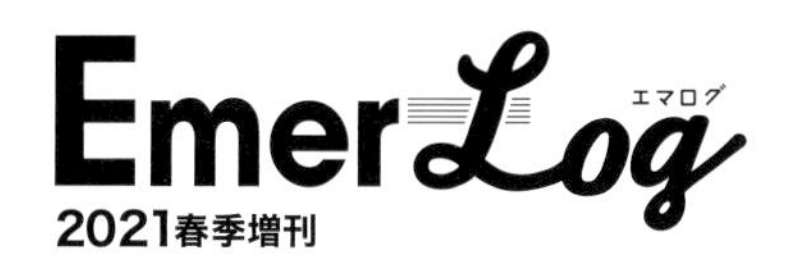

救急の検査値これだけBOOK

―― ディクショナリーで基礎固め、ケーススタディでトレーニング

編集
鈴木裕之
前橋赤十字病院 高度救命救急センター
集中治療科・救急科 副部長

MC メディカ出版

はじめに

新型コロナウイルス感染症の世界的大流行により、われわれの生活は一変しました。マスクの着用、ソーシャルディスタンス、3密の回避など、新たな生活スタイルを強いられています。

救急外来での診察も例外ではなく、コロナ感染のリスク評価、ゾーニング、N95マスクやフェイスシールドの着用など、新たな診察スタイルが必要になっています。

診察スタイルは大きく変化しましたが、救急外来でわれわれが患者さんに対して行う診療、すなわち病歴や身体診察から鑑別疾患を考え、検査や画像から確定診断に迫り、治療を行うといった診療の原則はウィズコロナ時代も変わりありません。

今回、ウィズコロナ時代においても普遍的に救急外来で必要とされる検査項目について特集しました。本書は2部構成になっており、Part 1は検査項目についての解説集で辞書的な使いかたがおすすめです。Part 2はケーススタディとなっており、症候から鑑別疾患を考え、確定診断に迫るために必要な検査を解説しています。実際の救急外来では、主訴や症候からほぼ反射的に検査がオーダーされ、思考過程が見えないほどのスピード感があるかもしれません。

本書では、医師がどのような思考過程でその検査をオーダーしたかをじっくり解説しています。救急外来の第一線で活躍する先生方に執筆をお願いしましたので、よりリアルで実践的な内容になっています。さらに、ウィズコロナ時代の救急外来における新たな診察スタイルについて、動画での解説も含めました。

救急外来で必要とされる検査項目について、読者の皆さんの理解が深まり、本書がウィズコロナ時代の救急外来診療の一助となれば望外の喜びです。

2021年4月

前橋赤十字病院 高度救命救急センター

集中治療科・救急科 副部長

鈴木裕之

WBC Ccr Ca $PaCO_2$ Ht PT-INR T-Bil Cl PLT γ-GT AMY BUN

EmerLog エマログ
2021春季増刊

救急の検査値これだけBOOK
—— ディクショナリーで基礎固め、ケーススタディでトレーニング

CONTENTS

Part 1 検査値ディクショナリー

Part 2 検査値ケーススタディ

表紙・本文デザイン／HON DESIGN
本文イラスト／K's Design 谷村圭吾、姫田直希

執筆者一覧

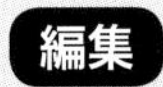

鈴木裕之
前橋赤十字病院 高度救命救急センター 集中治療科・救急科 副部長

web動画

西村朋也
前橋赤十字病院 高度救命救急センター 集中治療科・救急科

Part 1

1 **横山和久**
伊東市民病院 救急科 科長

2 **神宮司成弘**
名古屋大学医学部附属病院 救急・内科系集中治療部 病院講師

3 **吉野 匠**
山梨県立中央病院 救命救急センター

4 **山口勝一朗**
前橋赤十字病院 高度救命救急センター 集中治療科・救急科

5 **永山 純**
鹿児島県立大島病院 総合内科 医長

6 10 **菊谷祥博**
中通総合病院 救急総合診療部 診療部長

7 12 **小松 守**
JA 北海道厚生連 帯広厚生病院 総合診療科・救急科

8 **堀口真仁**
京都第一赤十字病院 救急集中治療科 副部長

9 14 **蓮池俊和**
神戸市立医療センター中央市民病院 総合内科・感染症科 医長

11 **田中由基子**
筑波メディカルセンター病院 救急診療科 医長

13 **水野雄太**
前橋赤十字病院 高度救命救急センター 集中治療科・救急科

15 **土方利之**
板橋中央総合病院 救急科 医長

Part 2

1 **岡島真里**
埼玉石心会病院 腎臓内科 医長

2 **菊川哲英**
厚生連高岡病院 救急科 部長

3 13 **白戸康介**
相澤病院 救急科 医長

4 **水野雄太**
前橋赤十字病院 高度救命救急センター 集中治療科・救急科

5 **吉野 匠**
山梨県立中央病院 救命救急センター

6 **堀口真仁**
京都第一赤十字病院 救急集中治療科 副部長

7 **西村朋也**
前橋赤十字病院 高度救命救急センター 集中治療科・救急科

8 **山口勝一朗**
前橋赤十字病院 高度救命救急センター 集中治療科・救急科

9 **小松 守**
JA 北海道厚生連 帯広厚生病院 総合診療科・救急科

10 **田中由基子**
筑波メディカルセンター病院 救急診療科 医長

11 **土方利之**
板橋中央総合病院 救急科 医長

12 14 **杉浦 岳**
前橋赤十字病院 高度救命救急センター 集中治療科・救急科

15 **菊谷祥博**
中通総合病院 救急総合診療部 診療部長

16 **山田 宗、藤井 遼**
済生会宇都宮病院 救急・集中治療科

17 **畠山淳司**
国立病院機構東京医療センター 救命救急センター

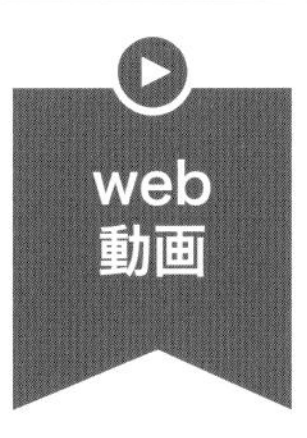

ウィズコロナ時代における救急医療現場での対応と検査
～前橋赤十字病院救急外来での実際～

西村朋也　前橋赤十字病院 高度救命救急センター
集中治療科・救急科

前橋赤十字病院 救急外来での実際の対応をもとに解説します。

〈**講義内容**〉

■救急外来における新型コロナウイルス感染症疑い患者への対応

■個人防護具の着脱の仕方

■新型コロナウイルス感染疑いの患者への検査、検体採取方法

■新型コロナウイルスによる肺炎のCT画像の特徴

web動画の視聴方法

動画の視聴方法の手順は、以下の通りです。

❶メディカ出版ホームページにアクセスしてください。

https://www.medica.co.jp/

❷ログインします。

※メディカパスポートを取得されていない方は、「はじめての方へ／新規登録」（登録無料）から
お進みください。

❸『救急の検査値これだけBOOK──ディクショナリーで基礎固め、ケーススタディでトレーニング』の紹介ページ

https://www.medica.co.jp/catalog/book/8449?e_flg=0　を開きます。
（URLを入力していただくか、キーワード検索で商品名を検索し、本書紹介ページを開いてください。）

❹「動画ライブラリ」ページに移動します。

「ロック解除キー入力」ボタンを押すと、ロック解除キーの入力画面が出ます。
（ロック解除キーボタンはログイン時のみ表示されます。）
入力画面にロック解除キーを入力して、送信ボタンを押してください。

❺「ロック解除キー入力」ボタンが「動画を見る」に更新され、本書の動画コンテンツが視聴可能になります。

ロック解除キー：kensachi2021

※なお、WEBサイトのロック解除キーは本書発行日（最新のもの）より2年間有効です。
有効期間終了後、本サービスは読者に通知なく休止もしくは終了する場合があります。
※ロック解除キーおよびメディカパスポートID・パスワードの、第三者への譲渡、売買、承継、貸与、開示、
漏洩にはご注意ください。
※PC（Windows／Macintosh）、スマートフォン・タブレット端末（iOS／Android）で閲覧いただけます。
推奨環境の詳細につきましては、弊社WEBサイト「よくあるご質問」ページをご参照ください。

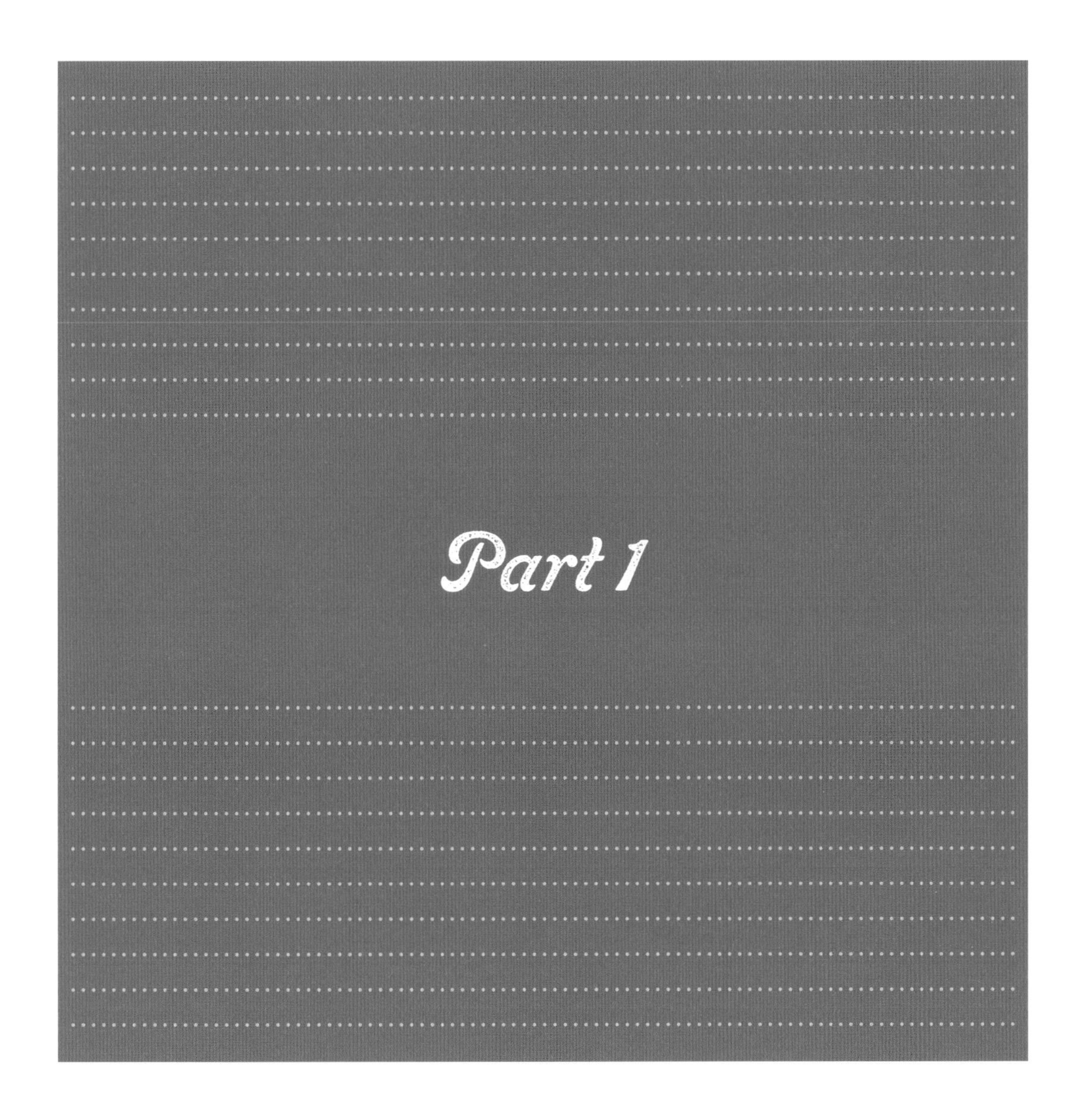

検査値
ディクショナリー

1 バイタルサイン

横山和久　伊東市民病院 救急科 科長

呼吸数

基準値・病態識別値・パニック値

12～18回/minが基準値（**表1**）[1]。成人で20回/min以上は頻呼吸。

表1　小児と成人の呼吸数の基準値
（文献1より作成）

年齢	呼吸数（回/min）
0～6カ月	30～60
6～12カ月	25～45
1～3歳	20～30
6歳	16～24
12歳	14～20
成人	12～18

検査でわかること

異常なバイタルサインの検出。

適応と検査のタイミング

救急室入室時、またはトリアージ時。

救急ではこう使う！

頻呼吸が重症化の最初のサインであることが多いため、注意深く観察する。

臨床的意義

呼吸数は測定されないことが多いが、重要なバイタルサインである。

リズム、深さ、努力呼吸についても観察する。頭頸部の診察の間に視診、または聴診器で気管の注意深い聴診を行い、呼吸数を1分間測定する。呼気が延長していないかを確認する。呼気の延長は細気管支の狭小化を意味する[2]。呼吸数は30秒間測定し、5回以下ならば1分間測定する。患者が過呼吸や息こらえを意図的にする場合は、腹部聴診などの際に吸気と呼気を評価しながらカウントするとよい[3]。

敗血症の指標であるqSOFA（呼吸数≧22回/min、意識障害、収縮期血圧≦100 mmHg）の項目にも呼吸数が含まれている。

あわせて必要な他の検査

呼吸数だけでなく呼吸様式も重要である。血圧や脈拍など他のバイタルサインと総合して判断する。

異常を示す主な疾患

敗血症、肺血栓塞栓症、肺炎、心不全、代謝性アシドーシスなど。

検査値の解釈で注意すべきこと

慢性疾患のある高齢者では16～25回/minが基準値となる[4]。また、急性腹症では通常の2倍以上の頻呼吸にはならない[5]。

SpO_2（経皮的酸素飽和度）

基準値・病態識別値・パニック値

基準値：96％以上

呼吸不全：90％未満

SpO_2とPaO_2の相関を**表2**[6]に示す。

表2　SpO_2とPaO_2の相関（体温37℃、PCO_2 40 mmHg、pH 7.4、Hb15 g/dL時）（文献6より作成）

SpO_2（%）	75	85	90	95	98
PaO_2（mmHg）	40	50	60	80	104

検査でわかること

簡便で非侵襲的に動脈血酸素飽和度を表すことができるため、素早く異常を検出することができる。呼吸不全の存在がわかる。

適応と検査のタイミング

救急室入室時、またはトリアージ時。

救急ではこう使う！

SpO_2（経皮的酸素飽和度）90％以下なら酸素投与を開始する。

一般的にPaO_2（動脈血酸素分圧）60 mmHg以上に相当するSpO_2 90％以上を目標とする。高ければ高いほどよいわけではなく、高酸素による肺機能障害のリスクやCO_2ナルコーシスに留意する。動脈血ガスでpH（水素イオン濃度）やCO_2も確認する。

臨床的意義

呼吸不全：PaO_2 60 mmHg以下またはSpO_2 90 %未満

Ⅰ型呼吸不全：$PaCO_2$（動脈血二酸化炭素分圧）が正常

Ⅱ型呼吸不全：$PaCO_2$が上昇

あわせて必要な他の検査

必ず呼吸数や呼吸様式を確認する。

異常を示す主な疾患

呼吸不全（Ⅰ型、Ⅱ型）。

検査値の解釈で注意すべきこと

末梢循環障害（ショックや寒冷による血管収縮）、透光性低下（汚れやマニキュア）、プローブの装着不良によって正確に測定できないことがある。

SpO_2が正常でも注意が必要である。CO（心拍出量）の低下時、Hb（ヘモグロビン）低下時、異常Hb存在時（一酸化炭素中毒やニトログリセリン、亜硝酸薬、局所麻酔薬などの薬物、遺伝性に出現するメトヘモグロビン血症）は組織への酸素供給量が低下するため、SpO_2正常となることがある[7)]。

血圧

基準値・病態識別値・パニック値

基準値：100〜139/60〜89 mmHg

高血圧：140/90 mmHg以上

高血圧切迫症：収縮期血圧180 mmHg以上、または拡張期血圧120 mmHg以上

高血圧緊急性：高血圧切迫症＋臓器障害

低血圧：収縮期血圧≦90 mmHg、または普段よりも30 mmHg以上低値

ショック：全身の組織低灌流によって臓器障害をきたす。

脈拍触知部位から推定できる収縮期血圧を**表3**[8)]に示す。

表3　脈拍触知部位と推定血圧
（文献8より作成）

測定部位	推定収縮期血圧（mmHg）
橈骨動脈	80
大腿動脈	70
頸動脈	60

検査でわかること

血圧異常高値やショックの早期認識。

適応と検査のタイミング

救急室入室時、またはトリアージ時。

救急ではこう使う！

血圧高値：180/120 mmHg以上の場合は臓器障害の有無を検索する。収縮期血圧180 mmHg以上＋意識障害は頭蓋内病変との関連を示唆する[9)]。

血圧低値：ショック指数（心拍数/収縮期血圧）＞1.0や交感神経刺激症状（頻脈、冷感、脈圧低下）出現時はショックを疑う。

臨床的意義

血圧高値：生活習慣病への介入、臓器障害の検索

血圧低値：ショックの検索

あわせて必要な他の検査

高血圧：頭部CT、心電図、血液検査など

低血圧：心エコー、心電図、乳酸値など

異常を示す主な疾患

高血圧緊急性、ショック。

検査値の解釈で注意すべきこと

高齢者では、加齢による動脈硬化で偽性高血圧（見かけ上高い高血圧）となることがあるため、評価に注意を要する。

脈拍

基準値・病態識別値・パニック値

年齢と脈拍の基準値を**表4**[1]に示す。成人では、頻脈＞100回/min、徐脈＜50回/min。

表4　年齢と脈拍の基準値
（文献1より作成）

年齢	脈拍（回/min）
0～3カ月	90～180
3～6カ月	80～160
6～12カ月	80～140
1～3歳	75～130
6歳	70～110
12歳～	60～90

検査でわかること

異常なバイタルサインの検出。

適応と検査のタイミング

救急室入室時、またはトリアージ時。

救急ではこう使う！

頻脈時：洞性頻脈かそれ以外かを考える。洞性頻脈の目安は最大心拍数＜220回/min－年齢であり、それ以上の場合は修飾要素を考える（敗血症など）。

徐脈時：症状があれば介入する（例：失神を伴う房室ブロックなど）。

あわせて必要な他の検査

心電図、血液検査、胸部単純X線。

異常を示す主な疾患

頻脈：洞性頻脈であれば、甲状腺機能亢進症、貧血、心不全、発熱、痛み、脱水、運動、薬剤（交感神経刺激）を考える。

徐脈：心筋梗塞や房室ブロック、副交感神経優位、薬剤などを考慮する。

検査値の解釈で注意すべきこと

β遮断薬、Ca拮抗薬内服時は頻脈にならないことが多い。

Cushing（クッシング）徴候（意識障害＋血圧上昇＋徐脈）の場合は、脳幹ヘルニアを疑う。

意識レベル

基準値・病態識別値・パニック値

意識レベルの評価法には、JCS（Japan Coma Scale）とGCS（Glasgow Coma Scale）がある（**表5**）。JCSは日本でしか使用されていないため、救急では主にGCSを使用する。

表5　JCSとGCSの対応表

JCS	GCS		
Ⅰ　刺激しなくても覚醒している	E：開眼	V：発語	M：最良運動反応
0：意識清明	4：自発的に	5：見当識あり	6：命令に従う
1：だいたい清明	4：自発的に	5：見当識あり	6：命令に従う
2：見当識障害あり	4：自発的に	4：錯乱状態	6：命令に従う
3：名前、生年月日がわからない	4：自発的に		
Ⅱ　刺激で覚醒	E：開眼	V：発語	M：最良運動反応
10：普通の呼びかけで開眼	3：言葉により	3：不適当な言葉	
20：大きな声または体を揺さぶることにより開眼	3：言葉により		
30：痛み刺激を加えつつ呼びかけを続けると、かろうじて開眼する	2：痛み刺激により	2：理解できない声	
Ⅲ　刺激しても開眼しない	E：開眼	V：発語	M：最良運動反応
100：痛み刺激に対して、払いのけるような動作をする	1：開眼しない		5：痛み刺激に手足を持ってくる
200：痛み刺激に対し、手足を動かしたり、顔をしかめる	1：開眼しない		4：逃避反応 3：異常屈曲反応 2：異常伸展反応
300：痛み刺激に反応しない	1：開眼しない	1：発声なし	1：まったく動かさない

検査でわかること

意識障害を早期に認識する。

適応と検査のタイミング

救急室入室時、またはトリアージ時。

救急ではこう使う！

第一印象として大まかにとらえた後は、原則として呼吸、循環を安定させた後に評価を実施する。

臨床的意義

意識の評価は、患者からの正確な病歴聴取が可能かの判断指標となる。

あわせて必要な他の検査

表6参照。

異常を示す主な疾患

意識障害を呈する疾患・病態を**表6**[10]に示す。救急の現場では、意識障害の鑑別に「AIUEO TIPS」が用いられる。

表6　AIUEOTIPSと診断のために考慮する検査（文献10より改変）

		疾患・病態	診断のために考慮する検査
A	alcoholism	急性アルコール中毒	生化学検査、ビタミンB_1、頭部CT
I	insulin	糖尿病昏睡（糖尿病ケトアシドーシス、高浸透圧非ケトン性昏睡）、低血糖	血糖測定、動脈血ガス分析、血漿浸透圧
U	uremia	尿毒症	生化学検査、検尿、胸部X線
E	encephalopathy	高血圧性脳症、肝性脳症、Wernicke脳症	生化学検査、頭部MRI、アンモニア
	endocrinology	甲状腺クリーゼ、副腎クリーゼ	ホルモン値測定
	electrolyte	低ナトリウム血症	生化学検査
O	overdose	睡眠薬、鎮静薬、麻薬	尿中乱用薬物検査キット
	oxygen	呼吸不全	血液ガス分析
T	trauma	脳振盪やびまん性軸索損傷などの頭部外傷、硬膜下出血、硬膜外出血	頭部CT
	temperature	低体温、熱中症	生化学検査、凝固検査
I	infection	髄膜炎、脳炎、脳膿瘍、敗血症、結核、梅毒、高齢者の肺炎、インフルエンザ	髄液検査、頭部MRI、胸部X線、抗体簡易検査
P	psychiatric	解離性障害、うつ状態、統合失調症	
S	stroke	脳梗塞、脳出血、くも膜下出血	頭部CT、頭部MRI
	shock	循環血液量減少、心拍出量低下、敗血症性ショック、低血圧	生化学検査、循環動態モニター
	seizure	てんかん、痙攣重積、非痙攣性重積	頭部CT、脳波、持続脳波モニタリング
	syncope	洞不全症候群、不整脈、血管迷走神経性失神など	12誘導心電図、胸部X線、心エコー、胸部造影CT

検査値の解釈で注意すべきこと

血圧高値（180 mmHg以上）も加われば、頭蓋内疾患の可能性が高くなる[9]。

GCS 15点でも見当識障害を確認しなければ清明とはいえない。見当識障害のみであれば、GCS 15点、JCS Ⅰ-1と判断する。

体温

基準値・病態識別値・パニック値

基準値：36～37℃

発熱：中心部体温が38.0℃以上（解熱薬非使用下）　異常高熱：41.5℃以上

低体温：34℃以下

検査でわかること

異常なバイタルサインの検出。

適応と検査のタイミング

救急室入室時、またはトリアージ時。

救急ではこう使う！

測定値の正確性は、血液温＞食道温＞膀胱温、直腸温＞鼓膜温、腋窩温であり、腋窩温は直腸温に比べると0.8℃低いため、体温の測定が臨床決定に影響を与える場合は使用するべきではない[11)]。

臨床的意義

37℃を超えると1℃上昇ごとに酸素需要は13％増加し、心不全や呼吸不全を増悪させる可能性がある。

あわせて必要な他の検査

発熱時は、血液検査、血液培養、尿培養、喀痰培養、胸部単純X線、CTなど。低体温時はこれらに加え心電図も考慮する。

異常を示す主な疾患

感染症：肺炎、尿路感染症、胆嚢炎、胆管炎など

非感染症：高体温症候群、薬剤熱、静脈血栓塞栓症など

検査値の解釈で注意すべきこと

38.5℃以上の高熱は要注意。悪寒戦慄（shaking chill）は敗血症を示唆する[3)]。

軽度悪寒（mild chill）：重ね着で震えなし

中等度悪寒（moderate chill）：重ね着しても震えあり

悪寒戦慄（shaking chill）：布団を被っても震える

偶発性低体温：軽度；32～34℃、中等度；28～32℃、重度；28℃以下

引用・参考文献

1）Warren, DW. et al. Revisions to the Canadian Triage and Acuity Scale paediatric guidelines（PaedCTAS）. CJEM. 10（3）, 2008, 224-43.
2）Lynn S. Bickley. et al. Bates' Guide to Physical Examination and History Taking 9th Edition. Philadelphia, Lippincott Williams & Wilkins, 2006, 992p.
3）徳田安春. "Introduction そうだったのか！バイタルサイン＋αの21のポイント11 悪寒の3分類法". バイタルサインでここまでわかる！OKとNG. 埼玉, カイ書林, 2010, 12.
4）McFadden, JP. Et al. Raised respiratory rate in elderly patients：a valuable physical sign. Br Med J（Clin Res Ed）. 284（6316）, 1982, 626-7.
5）Orient, Jane M. Sapira's Art and Science of Bedside Diagnosis 4th Edition. Philadelphia, Lippincott Williams & Wilkins, 2009, 688p.
6）Poul Astrup & John W. Severinghaus. The History of Blood Gases, Acids and Bases. Copenhagen, Munksgaard International Publishers. 1986, 150.
7）日本呼吸器学会. Q & Aパルスオキシメータハンドブック. https://www.jrs.or.jp/uploads/uploads/files/guidelines/pulse-oximeter_medical.pdf（accessed 2021-03-01）
8）Deakin, CD. et al. Accuracy of the advanced trauma life support guidelines for predicting systolic blood pressure using carotid, femoral, and radial pulses：observational study. BMJ. 321（7262）, 2000, 673-4.
9）Ikeda, M. et al. Using vital signs to diagnose impaired consciousness：cross sectional observational study. BMJ. 325（7368）, 2002, 800.
10）日本救急医学会指導医・専門医制度委員会ほか編. "VII章 救急症候に対する診療 1. 意識障害". 救急診療指針. 日本救急医学会監. 改訂第5版. 東京, へるす出版, 2018, 261-4.
11）Niven, DJ. et al. Accuracy of peripheral thermometers for estimating temperature：a systematic review and meta-analysis. Ann Intern Med. 163（10）, 2015, 768-77.

2 血液ガス

神宮司成弘 名古屋大学医学部附属病院 救急・内科系集中治療部
病院講師

PaO_2（動脈血酸素分圧）

基準値・病態識別値・パニック値

基準値：75～100 mmHg

呼吸不全：≦60 mmHg

検査でわかること

PaO_2（動脈血酸素分圧）は血液の酸素化の指標であり、肺から血液への酸素運搬が適切かどうかを評価することで、呼吸不全の診断に役立つ。また、酸素療法時のモニタリング方法の一つである。

適応と検査のタイミング

呼吸不全症例の診断、酸素療法中のモニタリングに有用である。特にSpO_2（経皮的酸素飽和度）の測定困難時や呼吸不全の原因検索目的で、A-aDO_2（肺胞気-動脈血酸素分圧較差）を測定したいときに有用である。

※ $A\text{-}aDO_2 = P_IO_2 - PaCO_2/0.8 - PaO_2$

（P_IO_2〔吸入気酸素分圧〕はroom air吸入時150 mmHg）

救急ではこう使う！

緊急：呼吸不全の認識。酸素化障害の指標（P/F比：PaO_2/F_IO_2〔吸入気酸素濃度〕比）。酸素療法中の高酸素血症の認識（高酸素血症は有害であり、少なくとも≧100 mmHgを放置しない！）。

非緊急：P/F比から治療方針の変更（人工呼吸器の内容変更や離脱など）。慢性呼吸不全疾患の認識（SpO_2で代用できることも多い）。

臨床的意義

SpO_2測定困難時に呼吸不全を診断でき、酸素化障害の重症度指標や呼吸不全原因の診断に活用できるA-aDO_2の算出に利用できる。

あわせて必要な他の検査

$PaCO_2$（動脈血二酸化炭素分圧）、SaO_2（動脈血酸素飽和度）。

異常を示す主な疾患

原因疾患にはさまざまあるが、肺炎やARDS（急性呼吸窮迫症候群）、急性心不全・慢性心不全の急性増悪、急性肺血栓塞栓症、自然気胸、慢性閉塞性肺疾患（COPD）の急性増悪、間質性肺炎の急性増悪が代表的である。

検査値の解釈で注意すべきこと

慢性呼吸不全ではPaO_2基準値は55～65 mmHgが妥当である。高体温や$PaCO_2$上昇、pH（水素イオン濃度）低下などではPaO_2に比べてSaO_2（≒SpO_2）が低下する。低体温や$PaCO_2$低下、pH高値などではPaO_2に比べてSaO_2（≒SpO_2）が増加する。

pH（水素イオン濃度）

基準値・病態識別値・パニック値

基準値：7.35～7.45、アシデミア；<7.35、アルカレミア；>7.45

アシドーシス：血液pHを酸性側にする病態。

アルカローシス：血液pHをアルカリ性側にする病態。

検査でわかること

血液、体液などの酸性・アルカリ性のバランスを酸塩基平衡といい、pH（水素イオン濃度）は酸塩基平衡の重要な指標の一つである。

適応と検査のタイミング

重症病態で酸塩基平衡障害の同定とモニタリング目的で施行する。

救急ではこう使う！

緊急：アシデミア・アルカレミアが判明した際に、呼吸性あるいは代謝性のアシドーシス/アルカローシスがあるか、また急性か慢性かを判断して鑑別につなげる。

非緊急：アシデミア・アルカレミア治療のモニタリング。

臨床的意義

酸塩基平衡障害を診断するための評価法としてpH測定は必須である。

あわせて必要な他の検査

HCO_3^-（重炭酸イオン）、$PaCO_2$（動脈血二酸化炭素分圧）、血清アルブミン（補正アニオンギャップ測定のため）、Na（ナトリウム）、Cl（クロール）。

異常を示す主な疾患

HCO_3^-（後述）を参照。

検査値の解釈で注意すべきこと

静脈血液ガスのpHは動脈血液ガスと同等であり、静脈血での評価も可能である[1]。人工呼吸器で肺保護目的での低用量換気のため$PaCO_2$高値を許容せざるをえない場合があり、目安としてpH＞7.2かつ$PaCO_2$＜80 mmHgまでを許容する。

$PaCO_2$（動脈血二酸化炭素分圧）

基準値・病態識別値・パニック値

基準値：35～45 mmHg

検査でわかること

肺胞換気量の指標で、高値では換気量不十分、低値では換気過剰となる。酸塩基平衡の調節因子の一つで、酸塩基平衡障害での原因診断時に有用である。

適応と検査のタイミング

呼吸不全症例のⅠ型（$PaCO_2$＜45 mmHg）とⅡ型（$PaCO_2$≧45 mmHg）の診断とモニタリング。重症病態で酸塩基平衡障害の同定とモニタリング。

救急ではこう使う！

緊急：Ⅱ型呼吸不全が判明した際の呼吸療法の選択（高濃度酸素を避ける、侵襲or非侵襲人工呼吸管理の選択）。酸塩基平衡障害が判明した際に、呼吸性あるいは代謝性のアシドーシス/アルカローシスがあるか、また急性か慢性かを判断して鑑別につなげる。

非緊急：Ⅱ型呼吸不全や酸塩基平衡障害のモニタリング。

臨床的意義

Ⅱ型呼吸不全や酸塩基平衡障害の診断・モニタリングに必須である。

あわせて必要な他の検査

PaO_2（動脈血酸素分圧）、pH（水素イオン濃度）、HCO_3^-（重炭酸イオン）。

異常を示す主な疾患

Ⅱ型呼吸不全となる疾患を以下に示す。

- 呼吸中枢抑制：頭蓋内病変（脳梗塞、脳出血など）、薬物中毒など。
- 呼吸器疾患：慢性閉塞性肺疾患（COPD）、気管支喘息重積発作など。
- 神経筋疾患：重症筋無力症、ギランバレー症候群など。
- 胸郭の問題：肋骨骨折、高度肥満など。

Ⅰ型呼吸不全を呈する疾患も重篤な場合は$PaCO_2$高値となりうる。酸塩基平衡障害の疾患についてはHCO_3^-（次項）を参照。

検査値の解釈で注意すべきこと

慢性呼吸不全症例では安定時も高値であり、$HCO_3^- > 30$ mmol/Lが慢性を示唆する。静脈血液ガスで$PaCO_2 \leqq 45$ mmHgなら動脈血液ガスの$PaCO_2 \leqq 50$ mmHgと同等[1)]であり、静脈血液ガスで基準値内であれば動脈血液ガスでの評価は不要である。

HCO_3^-（重炭酸イオン）

基準値・病態識別値・パニック値

基準値：21～27 mEq/L

アニオンギャップ（AG）基準値：8～16 mEq/L

検査でわかること

酸塩基平衡の調節因子の一つで、酸塩基平衡障害での原因診断時に有用である。

適応と検査のタイミング

重症病態で酸塩基平衡障害の同定とモニタリング。

救急ではこう使う！

緊急：酸塩基平衡障害が判明した際に、呼吸性あるいは代謝性のアシドーシス/アルカローシスがあるか、また急性か慢性かを判断して鑑別につなげる。

非緊急：酸塩基平衡障害のモニタリング。

臨床的意義

酸塩基平衡障害を診断するための評価法としてHCO_3^-（重炭酸イオン）測定は必須である。

あわせて必要な他の検査

pH（水素イオン濃度）、$PaCO_2$（動脈血二酸化炭素分圧）、血清アルブミン（補正AG測定のため）、Na（ナトリウム）、Cl（クロール）。

$AG = Na^+ - (Cl^- + HCO_3^-)$　補正$AG = AG + 2.5 \times (4 - \text{血清アルブミン})$

異常を示す主な疾患

酸塩基平衡障害の主な原因疾患を**表1**に示す。

表1　酸塩基平衡障害の主な原因疾患

酸塩基平衡障害	主要因	代償作用	原因疾患
呼吸性アシドーシス	$PaCO_2$↑	HCO_3^-↑	Ⅱ型呼吸不全（$PaCO_2$を参照〔後述〕）
呼吸性アルカローシス	$PaCO_2$↓	HCO_3^-↓	過換気（中枢神経疾患、薬剤、心因性など）、敗血症初期、A-aDO_2開大を伴うⅠ型呼吸不全（ARDS、間質性肺炎、肺血栓塞栓症など）
代謝性アシドーシス	HCO_3^-↓	$PaCO_2$↓	AG増加：ケトアシドーシス、乳酸アシドーシス、腎不全、中毒 AG正常：下痢、尿細管アシドーシス、副腎不全、薬剤
代謝性アルカローシス	HCO_3^-↑	$PaCO_2$↑	嘔吐、利尿薬、有効循環血漿量の低下、低マグネシウム血症、アルカリ製剤の投与（メイロン®、大量輸血）

検査値の解釈で注意すべきこと

静脈血液ガスのHCO_3^-は動脈血液ガスより1 mEq/L低いだけであり[1]、静脈血液ガスでも代用できる。

BE（塩基過剰）

基準値・病態識別値・パニック値

基準値：−2〜2 mEq/L

検査でわかること

正の場合は塩基過剰→代謝性アルカローシス。

負の場合は塩基欠乏→代謝性アシドーシス。

適応と検査のタイミング

重症病態で酸塩基平衡障害の同定とモニタリング。

救急ではこう使う！

緊急：代謝性アシドーシス/アルカローシスの同定。

非緊急：代謝性アシドーシス/アルカローシスのモニタリング。

臨床的意義

HCO_3^-（重炭酸イオン）は呼吸性でも代謝性でも変動するが、BE（塩基過剰）は代謝性の変動のみを示し、代謝性アシドーシスや代謝性アルカローシスの重症度の評価に使える。

あわせて必要な他の検査

pH（水素イオン濃度）、$PaCO_2$（動脈血二酸化炭素分圧）、血清アルブミン（補正アニオンギャップ測定のため）、Na（ナトリウム）、Cl（クロール）。

異常を示す主な疾患

代謝性アシドーシス・代謝性アルカローシスを呈する疾患（HCO_3^-を参照〔前述〕）。

検査値の解釈で注意すべきこと

単純な代謝性アシドーシス/アルカローシスの評価には指標となるが、代謝性と呼吸性の混合障害がある場合は活用できない。

乳酸値

基準値・病態識別値・パニック値

基準値：0.5〜1.5 mmol/L

高乳酸血症：＞2 mmol/L

敗血症性ショック：＞2 mmol/L（敗血症、かつ適切な輸液でも平均血圧65 mmHg維持に循環作動薬が必要な状態において）

乳酸アシドーシス：＞4 mmol/L

検査でわかること

乳酸が増加するtype A（臓器低灌流による組織への酸素供給不足）とtype B（type A以外の機序）の病態が示唆される。

適応と検査のタイミング

ショックや低酸素血症など重症病態を疑うとき。腸管虚血や四肢虚血など組織循環不全を疑うとき。

救急ではこう使う！

緊急：重症病態の同定（他の検査で異常がなくても高乳酸血症で早期発見につながる）。アニオンギャップ（AG）が増加する代謝性アシドーシスの原因鑑別。

非緊急：乳酸クリアランスの評価（敗血症性ショックでは最初の8時間で一定の時間ごとに乳酸値を評価し、乳酸値が減少する治療を行うことが良好な予後と関係する[2)]）。type Bの原因鑑別。

臨床的意義

type A病態の早期同定によって、重症病態の見逃しを減らし、早期治療開始につなげられる。また、乳酸クリアランスが確認されることは重症病態における治療適正の指標となる。

あわせて必要な他の検査

バイタルサイン、炎症マーカー（CRP〔C反応性蛋白〕など）、pH（水素イオン濃度）、HCO_3^-（重炭酸イオン）、$PaCO_2$（動脈血二酸化炭素分圧）。

異常を示す主な疾患

乳酸アシドーシスを呈する疾患を**表2**に示す。

表2　乳酸アシドーシスを呈する疾患

病態	疾患
type A	ショック、心肺停止後、低酸素血症、一酸化炭素中毒、組織循環不全（腸管虚血など）
type B	全身性疾患：肝不全、腎不全、悪性腫瘍、糖尿病、ビタミンB_1欠乏症、痙攣発作、ミトコンドリア脳筋症など 薬剤性：アルコール、メトホルミン、サリチル酸、アセトアミノフェン、核酸系逆転写酵素阻害薬など

検査値の解釈で注意すべきこと

基準値内であれば静脈血液ガスと動脈血液ガスで同等であるが、基準値外では一致率は低くなり、動脈血液ガスでの評価が望ましい[1)]。静脈血では駆血時間も値に影響する。

乳酸アシドーシスを認識した場合は、積極的な原因検索と早急な治療開始が求められ、乳酸値を再評価することが求められる。

Na（ナトリウム）

基準値・病態識別値・パニック値

基準値：136～145 mEq/L

低Na血症：軽度；130～135 mEq/L、中等度；125～129 mEq/L、重度；<125 mEq/L

高Na血症：>145 mEq/L

検査でわかること

Na（ナトリウム）値の同定とアニオンギャップ（AG）評価目的。

適応と検査のタイミング

低Na血症を疑う症状があるとき：頭痛、嘔吐、しびれ、パーソナリティの変化、傾眠、錯乱、昏睡、痙攣など。

高Na血症を疑う症状があるとき：口渇、意識障害、錯乱、痙攣、昏睡など。酸塩基平衡障害でAGを測定するとき。

救急ではこう使う！

緊急：重篤な中枢神経症状（昏睡、痙攣）の原因を同定し、早急に補正を開始する。AGから代謝性アシドーシスの原因鑑別・治療へつなげる。

非緊急：Na値の過剰補正（浸透圧性脱髄症候群を生じうる）を避けるため、一定時間ごと（重篤な場合は2～4時間ごと）にモニタリングする。AGのモニタリング。

臨床的意義

Na異常は原因が多数あり、体内水分量・腎排泄量から鑑別診断を行い、疾患に応じた補正が求められる。また、治療も重篤な合併症である浸透圧性脱髄症候群を避けるため、Naの変化値も重要である。Na^+はAGを作る重要な陽イオンであり、代謝性アシドーシスの原因鑑別のため必須の項目である。

あわせて必要な他の検査

K（カリウム）、Cl（クロール）、BUN（尿素窒素）、Cr（クレアチニン）、血糖値、血漿浸透圧、尿中電解質（Na・K・Cl）、尿中浸透圧、尿中Cr、pH（水素イオン濃度）、$PaCO_2$（動脈血二酸化炭素分圧）、HCO_3^-（重炭酸イオン）、血清アルブミン（補正AG測定のため）。

異常を示す主な疾患

低Na血症を呈する疾患を**表3**に示す。

表3　低Na血症の原因

血漿浸透圧		疾患
低い	細胞外液減少	腎外Na喪失（消化管・皮膚）、腎Na喪失（利尿薬、腎疾患など）、サードスペースへの喪失（敗血症、膵炎、腸閉塞など）
	細胞外液正常	ADH不適合分泌症候群（原因多数）、副腎不全、甲状腺機能低下症、水中毒
	細胞外液増加	心不全、肝不全、腎疾患
正常		脂質異常症、極度の高タンパク血症
高い		重度の高血糖、浸透圧利尿薬の使用後

高Na血症の原因は、Na過剰摂取、利尿薬（浸透圧性も含む）、尿崩症（中枢性・腎性）、腎外性喪失（不感蒸泄、消化管からの喪失）などである。

検査値の解釈で注意すべきこと

生化学検体と血液ガスでNa値にばらつきが出る場合があり、生化学検体の測定結果を参考にする。Na値の絶対値も重要であるが、増減量が大きいほど症状は重篤となりやすい（慢性なら115 mEq/Lでも無症状の場合もあるが、急性だと120 mEq/Lでも昏睡や痙攣が生じうる）。血糖値が正常範囲から100 mg/dL上昇するごとに血清Na値は1.6 mEq/L低下する。

K（カリウム）

基準値・病態識別値・パニック値

基準値：3.5～5.0 mEq/L

低K血症：＜3.5 mEq/L。重度の筋力低下や著明な心電図変化（QT延長や期外収縮、心房・心室性頻拍性不整脈など）があれば重篤（多くは＜2.5 mEq/L）。

高K血症：＞5.5 mEq/L。筋力低下や麻痺、著明な心電図変化（QRS幅の増大、P波の消失など）があれば重篤（多くは＞7.0 mEq/L）。

検査でわかること

K（カリウム）値の同定。

適応と検査のタイミング

低K血症を疑う症状・所見があるとき：四肢脱力や筋痙攣、横紋筋融解症、呼吸筋麻痺、麻痺性イレウス、不整脈など。

高K血症を疑う症状・所見があるとき：筋力低下や麻痺、不整脈など。

救急ではこう使う！

緊急：重篤な筋障害や不整脈がある場合に原因を同定し、早急に補正を開始する。治療抵抗性高K血症は緊急透析導入の一つの指標である。

非緊急：K補正のモニタリング。重篤な心疾患治療中のKのモニタリングは不整脈合併予防のため重要である（4～5 mEq/Lを保つ）。

臨床的意義

筋症状や不整脈がある場合のK異常の同定、また無症状である場合も多く、重症疾患管理中の不整脈合併を減らすために早期にK異常を認識することは重要である。

あわせて必要な他の検査

BUN（尿素窒素）、Cr（クレアチニン）、CK（クレアチンキナーゼ）、Na（ナトリウム）、Cl（クロール）、Mg（マグネシウム）、尿中電解質（Na・K・Cl）、尿中Cr、pH（水素イオン濃度）、$PaCO_2$（動脈血二酸化炭素分圧）、HCO_3^-（重炭酸イオン）、12誘導心電図。

異常を示す主な疾患

低K血症、高K血症の原因疾患を**表4、5**に示す。

表4　低K血症の原因疾患

病歴聴取で判明するもの	K摂取不足、長期の利尿薬使用、大量発汗
細胞内シフトの増加	インスリン投与、β刺激薬、周期性四肢麻痺、低体温、代謝性アルカローシスなど
腎外喪失	嘔吐、下痢、胃腸液ドレナージ、下剤乱用
腎喪失	利尿薬、多尿、尿細管アシドーシス、低Mg血症、原発性・偽性アルドステロン症、Bartter/Gitelman症候群

表5　高K血症の原因疾患

細胞外へのKのシフト増加	代謝性アシドーシス、インスリン欠乏、高血糖、β遮断薬、高K性周期性四肢麻痺、スキサメトニウム（筋弛緩薬）、組織の異化亢進（横紋筋融解症、腫瘍崩壊症候群、溶血など）
過剰摂取	K含有量の多い食品（野菜・果物など）、経口K製剤、赤血球輸血、TPNなど
腎排泄の減少	腎機能障害、アルドステロン分泌の低下（ミネラルコルチコイド拮抗薬、ACE阻害薬、ARBなど）、アルドステロンに対する反応性低下など

検査値の解釈で注意すべきこと

偽性高K血症なのか鑑別を要することが多く、溶血や血球増多（特に血小板数＞60万/

μL）で生じうる。溶血は手技の工夫で避けられることも多い。血球増多についてはヘパリン採血で血漿Kを測定することで解決できる。

生化学検体と血液ガスでK値にばらつきを生じることがあり、その場合は生化学検体を参考にする。

Cl（クロール）

基準値・病態識別値・パニック値

基準値：98～108 mEq/L

検査でわかること

Cl（クロール）値の同定、酸塩基平衡障害とアニオンギャップ（AG）評価目的。

適応と検査のタイミング

重症病態を疑い、酸塩基平衡障害の原因鑑別やAGを測定するとき。水代謝異常を疑うとき（浮腫、嘔吐、下痢、利尿薬投与時、補液中など）。

救急ではこう使う！

緊急：酸塩基平衡障害の原因鑑別・治療につなげる（重炭酸塩の減少は高Cl血症性代謝性アシドーシス、重炭酸塩の過剰では低Cl血症性代謝性アルカローシスの診断に至る）。AGから代謝性アシドーシスの原因鑑別・治療につなげる。水代謝異常の原因鑑別・治療につなげる。

非緊急：酸塩基平衡・AGのモニタリング。輸液によるCl変動のモニタリング（生理食塩水投与で高Cl血症になるリスクあり）。

臨床的意義

通常は血清Na（ナトリウム）値と変動は相関するが、相関しない場合に異常値で酸塩基平衡障害の原因鑑別につながる。

あわせて必要な他の検査

Na、K（カリウム）、BUN（尿素窒素）、Cr（クレアチニン）、尿中電解質（Na・K・Cl）、pH（水素イオン濃度）、$PaCO_2$（動脈血二酸化炭素分圧）、HCO_3^-（重炭酸イオン）、血清アルブミン（補正AG測定のため）。

異常を示す主な疾患

血清Na値と増減が一致している場合：Naを参照（前述）。

高Cl血症性代謝性アシドーシス：下痢、尿細管アシドーシス、生理食塩水大量輸液など。

低Cl血症性代謝性アルカローシス：嘔吐、経鼻胃管吸引による胃酸消失、利尿薬など。

検査値の解釈で注意すべきこと

AG正常の代謝性アシドーシスでは尿AG（尿Na＋尿K－尿Cl）を、代謝性アルカローシスでは尿Clの増減で鑑別するなど、尿Clの評価が重要となる。生化学検体と血液ガスでCl値はばらつきを生じることがあり、その場合は生化学検体を参考にする。

Ca（カルシウム）

基準値・病態識別値・パニック値

基準値：8.6～10.1 mg/dL（生化学：血清総Ca濃度）

アルブミン補正：実測血清総Ca＋4－血清アルブミン濃度（g/dL）

基準値：1.1～1.3 mmol/L（血液ガス：イオン化Ca濃度）

低Ca重篤値：補正血清Ca≦7.5 mg/dL、またはイオン化Ca≦0.8 mmol/L

高Ca重篤値：補正血清Ca≧14 mg/dL

検査でわかること

Ca（カルシウム）値の同定。

適応と検査のタイミング

高Ca血症を示唆する症状・疾患があるとき：意識障害、便秘、悪心・嘔吐、食欲不振、多尿、腎不全など。

低Ca血症を示唆する症状・疾患があるとき：筋痙攣、テタニー、異常知覚（口唇・四肢）、喉頭痙攣、QT延長など。

血漿交換や大量輸血開始前・モニタリング。

救急ではこう使う！

緊急：意識障害やテタニー、腎不全、QT延長などの原因鑑別・治療につなげる。

非緊急：重症病態や血漿交換・大量輸血前後のモニタリング・治療介入。

臨床的意義

Ca濃度異常は重症病態に伴いやすく、急速な増減ともに顕著な症状を呈し生命に関わる危険がある。また、大量輸血や血漿交換では急激なCa濃度低下を伴うことがあるため、モニタリングが重要である。

あわせて必要な他の検査

P（リン）、Mg（マグネシウム）、ALP（アルカリフォスファターゼ）、BUN（尿素窒素）、Cr（クレアチニン）、血清アルブミン、intact PTH（副甲状腺ホルモンintact）*、ビタミンD、12誘導心電図。

＊：高Ca血症で正常ならPTHrP（副甲状腺ホルモン関連蛋白）、TSH（甲状腺刺激ホルモン）。

異常を示す主な疾患

高Ca血症：悪性腫瘍（PTHrP分泌、骨浸潤と骨破壊）、副甲状腺機能亢進症、ビタミンD過剰、サイアザイド系利尿薬、サルコイドーシス、結核、甲状腺機能亢進症、リチウム、寝たきりなど。

低Ca血症：副甲状腺機能低下症、偽性副甲状腺機能低下症（PTHに対する反応性の低下）、ビタミンD不足、腎不全、高P血症、低Mg血症、利尿薬、敗血症、大量輸血・血漿交換など。

検査値の解釈で注意すべきこと

重症病態では、低アルブミン血症や酸塩基平衡異常など血清総Ca濃度とイオン化Ca濃度が乖離する要因が多く[3)]、血液ガスでイオン化Ca濃度を直接評価し、原因・対応につなげることが望ましい。

引用・参考文献

1）Bloom, BM. et al. The role of venous blood gas in the emergency department：a systematic review and meta-analysis. Eur J Emerg Med. 21(2), 2014, 81-8.
2）Jansen, TC. et al. Early lactate-guided therapy in intensive care unit patients：a multicenter, open-label, randomized controlled trial. Am J Respir Crit Care Met. 182(6), 2010, 752-61.
3）Steele, T. et al. Assessment and clinical course of hypocalcemia in critical illness. Crit Care. 17(3), 2013, R106.

3 血算

吉野 匠　山梨県立中央病院 救命救急センター

WBC（白血球）

基準値・病態識別値・パニック値

基準値：4,500〜8,500/μL

分画の基準値

好中球：分葉核球40〜60％、桿状核球5〜6％

好酸球：1〜5％

好塩基球：0〜1％

単球：3〜5％

リンパ球：30〜40％

検査でわかること

感染や炎症、あるいは免疫不全状態を確認できる。

適応と検査のタイミング

発熱など炎症が生じる状態を疑うとき。

救急ではこう使う！

感染症や炎症性疾患を疑い始めるきっかけとしてみる。

臨床的意義

高値：多くは反応性のため追加検査で鑑別が必要。ただし腫瘍性増加も考慮。

低値：好中球＜1,000/μLでは感染症を合併しやすい。＜100/μLで重症感染症は必発。

分画をみて増減しているWBC（白血球）の種類を調べ、原因を検索する。

あわせて必要な他の検査

感染症を疑う：各種培養（血液培養、痰培養、尿培養、穿刺培養など）、敗血症マーカー【→Part 1-9】

自己免疫性疾患を疑う：各種自己抗体

造血器疾患を疑う：骨髄生検、RBC（赤血球）やPLT（血小板）といった他系統の増減もあわせて考慮。

異常を示す主な疾患

好中球増多：感染症、組織障害（外傷、熱傷など）、悪性腫瘍、代謝異常（尿毒症など）、薬剤など

好酸球増多：アレルギー疾患、自己免疫性疾患、皮膚疾患、寄生虫疾患など

好塩基球増多：炎症性腸疾患など

単球増多：感染症、自己免疫性疾患、肝疾患など

リンパ球増多：ウイルス感染症、内分泌疾患など

検査値の解釈で注意すべきこと

血液検査時にルーチンで検査されることが多いが、これのみでは疾患特異性がないため、その他の検査データから疾患を鑑別する必要がある。

他の検査同様、ワンポイントでなく経過を追って増減をみることが大切。

RBC（赤血球）、Hb（ヘモグロビン）、Ht（ヘマトクリット）

基準値・病態識別値・パニック値

RBC：男性；400～560万/μL、女性；370～470万/μL

Hb：男性；13.5～16.5 g/dL、女性；11.5～14.5 g/dL

Ht：男性；40～50％、女性；34～42％

検査でわかること

さまざまな貧血の原因や治療反応、また輸血の必要性を判断できる。

適応と検査のタイミング

出血や内因性疾患などによる貧血を疑うとき。

救急ではこう使う！

全身状態も踏まえて、輸血など即座に対応しなければならない病態があるかを確認する。

臨床的意義

貧血があると各組織への酸素供給が低下し、組織障害が生じてしまう。

あわせて必要な他の検査

MCV（平均赤血球容積）：≦80 fL 小球性、81～100 fL 正球性、101 fL≦大球性

MCHC（平均赤血球ヘモグロビン濃度）：≦30％低色素性、31～35％正色素性

網赤血球：0.5～1％

Fe（鉄）：男性；90～180 μg/dL、女性；70～160 μg/dL

UIBC（不飽和鉄結合能）：150～350 μg/dL

TIBC（総鉄結合能）：Fe＋UIBC＝250～400 μg/dL

フェリチン：男性；15～220 ng/mL、女性；10～80 ng/mL

異常を示す主な疾患

出血性貧血：急性で高度なものはバイタルサイン異常が先行（頻脈、血圧低下、意識障害など）

鉄欠乏性貧血：小球性低色素性、Fe↓、フェリチン↓、UIBC↑、TIBC↑

慢性疾患による貧血（鉄の利用障害）：小球性低色素性、フェリチン↑、UIBC↓、TIBC↓

溶血性貧血：正球性正色素性、網赤血球↑、LDH（乳酸デヒドロゲナーゼ）↑、AST（アスパラギン酸アミノトランスフェラーゼ）↑、間接ビリルビン↑（黄疸）

巨赤芽球性貧血（ビタミンB_{12}や葉酸欠乏；アルコール多飲や胃切除後など）：大球性正色素性、網赤血球↓

検査値の解釈で注意すべきこと

脱水による濃縮や輸液負荷による希釈などで容易に変動するので、全身状態とあわせて評価する。

PLT（血小板）

基準値・病態識別値・パニック値

基準値：15～35万/μL

検査でわかること

止血機構（PLT凝集、凝固カスケード、線溶系）の第1段階目の異常があるかを確認できる。

適応と検査のタイミング

血栓傾向、あるいは出血傾向を疑うとき。

救急ではこう使う！

止血機構の破綻がPLT自体にあるのか、以降の凝固カスケード・線溶系にあるのかを判断する。

臨床的意義

PLTの量や機能に異常が生じると、止血機構が正常に働かず血栓／出血傾向を認める。

あわせて必要な他の検査

凝固カスケードの指標：PT%（プロトロンビン活性）、APTT（活性化部分トロンボプラスチン時間）、フィブリノゲン【→Part 1-4】

線溶系の指標：FDP（フィブリン／フィブリノゲン分解産物）、Dダイマー【→Part 1-4】

自己免疫性疾患を疑う：抗PLT抗体、HIT（ヘパリン起因性血小板減少症）抗体

微小血栓性の臓器障害を疑う：破砕赤血球の確認、ADAMTS13活性、志賀毒素産生性大腸菌検査

異常を示す主な疾患

PLT破壊亢進：TMA（血栓性微小血管症；TTP〔血栓性血小板減少性紫斑病〕、HUS〔溶結性尿毒症症候群〕）、ITP（特発性血小板減少性紫斑病）、HIT、DIC（播種性血管内凝固症候群）、脾機能亢進など

PLT産生低下：再生不良性貧血、MDS（骨髄異形成症候群）、白血病、薬剤性など

検査値の解釈で注意すべきこと

たいていは続発性に増加／低下をきたしているので、その原因をしっかり検索する。

引用・参考文献

1）高後裕ほか．“血球の動態と機能”．内科学．第11版．矢崎義雄総編集．東京，朝倉書店，2017，1867-77.

2）矢冨裕．“第4章 血液学的検査 A.血球検査”．標準臨床検査医学．高木康ほか編．東京，医学書院，2013，48-68.

3）鈴木隆浩．“赤血球 赤血球総論，鉄代謝”．岡田賢．“白血球 白血球総論，白血球の異常総論”．和田英夫．“止血機構 止血機構総論，止血機構の異常総論”．病気がみえる vol. 5 血液．第2版．医療情報科学研究所編．東京，メディックメディア，2017，22-33，80-8，210-21.

4 凝固系

山口勝一朗　前橋赤十字病院 高度救命救急センター
集中治療科・救急科

PT%（プロトロンビン活性）、PT-INR（プロトロンビン時間国際標準比）

基準値・病態識別値・パニック値

PT比：0.9〜1.1

PT%：70〜140%

PT-INR：0.9〜1.1

※試薬や測定機器によって差がある。

検査でわかること、適応と検査のタイミング

出血傾向のある患者、手術など観血的処置を行う患者、凝固異常を疑うとき（敗血症、肝不全など）、ワルファリンの効果判定時 → 外因系凝固因子、プロトロンビンのスクリーニング。

救急ではこう使う！

抗凝固薬（ワルファリンなど）の内服患者では、凝固時間の延長が生じる。

ワルファリンの拮抗薬：ケイツー® N（ビタミンK製剤）とケイセントラ®（静注用人プロトロンビン複合体製剤）。

休薬やビタミンKの投与では効果発現まで数時間かかる → 迅速に拮抗するためには**表1**[1)]のようにPT-INR（international normalized ratio：プロトロンビン時間国際標準比）に応じてケイセントラ®を使用。

DOAC（直接経口抗凝固薬）でもPT延長が生じる。ダビガトラン（プラザキサ®）はPTよりもAPTTの方が延長しやすく、リバーロキサバン（イグザレルト®）はAPTTよりもPTの方が延長しやすいという特徴がある。

表1　ケイセントラ®の使用法（文献1を参考に作成）

投与前のPT-INR	投与量	
	体重100 kg以下の場合	体重100 kgを超える場合
2〜<4	25 IU/kg	2,500 IU
4〜6	35 IU/kg	3,500 IU
>6	50 IU/kg	5,000 IU

臨床的意義

PT比：DIC（播種性血管内凝固症候群）診断基準

PT%：肝障害指標

PT-INR：ワルファリンの指標

あわせて必要な他の検査

内因系に関わる指標 → APTT（活性化部分トロンボプラスチン時間）

外因系に関わる指標 → PT

“凝固機構のどこに異常があるか”見極めることが重要。

異常を示す主な疾患

PT延長（INRで上昇）のときのみ

延長：①抗凝固薬（特にワルファリン）の内服、②DIC、③肝障害、低栄養、ビタミンK欠乏、④凝固因子の欠乏など。

検査値の解釈で注意すべきこと

検査値に大きく影響するため、抗凝固薬の使用の有無を確認することが重要。

APTT（活性化部分トロンボプラスチン時間）

基準値・病態識別値・パニック値

基準値：30～40秒

※試薬・測定法で異なるため、施設内基準値を採用した方がよい。

5秒以内の差は有意ではなく、5～10秒の差はAPTT延長の疑い、10秒以上を有意とする。

検査でわかること、適応と検査のタイミング

出血傾向のある患者、手術など観血的処置を行う患者、凝固異常を疑うとき、ヘパリンの効果判定時 → 内因系凝固因子のスクリーニング。

救急ではこう使う！

他の凝固因子と組み合わせて凝固異常を判断。

ヘパリン使用中 → APTT（活性化部分トロンボプラスチン時間）の延長が目標範囲内であることを確認。過延長であればヘパリン投与量を減量。

臨床的意義

PT（プロトロンビン時間）との組み合わせ検査を実施することで、凝固異常を推測可能（表2）[2]。

表2　凝固スクリーニング検査の評価

	PT正常	PT延長
APTT正常	正常	Ⅶ因子の異常
APTT延長	Ⅷ、Ⅸ、Ⅺ、Ⅻ因子の異常	フィブリノゲン、Ⅱ、Ⅴ、Ⅹ因子の異常

（「櫻林郁之介監修：今日の臨床検査2019-2020. p.93, 2019, 南江堂」より許諾を得て改変し転載）

あわせて必要な他の検査

p.39参照。

異常を示す主な疾患

延長：凝固因子の欠乏・質的異常、凝固因子の抗体発生、重症肝障害（肝臓での凝固因子産生が低下）、抗凝固薬（ヘパリンなど）の使用、ビタミンK欠乏、抗菌薬使用（正常腸内細菌が減少してビタミンK産生が低下）、DIC（播種性血管内凝固症候群）。

検査値の解釈で注意すべきこと

血液検査後は時間の経過とともに凝固が進むため、速やかに凝固系の採血管に分注する。

透析回路やヘパリンロック部位からの採血などでは、ごく少量のヘパリンであってもAPTTは延長するため十分に注意する。

フィブリノゲン

基準値・病態識別値・パニック値

基準値：200～400 mg/dL（成人）

検査でわかること、適応と検査のタイミング

外傷やDIC（播種性血管内凝固症候群）など、凝固障害を疑うとき

→ フィブリノゲン（血液凝固第Ⅰ因子）の測定。

救急ではこう使う！

外傷などによる大量出血の場合、フィブリノゲン150 mg/dL以下 → 重篤な凝固障害

⇒緊急でFFP（新鮮凍結血漿）などの輸血で凝固因子の補充や根本的な止血処置を行う。

臨床的意義

フィブリノゲンは肝臓で産生される急性期蛋白の一つであり、CRP（C反応性蛋白）が上昇する病態ではフィブリノゲンも上昇する。凝固亢進ではフィブリノゲンは消費され低下するが、低下から上昇に転じると、消費が抑制されて凝固亢進が改善傾向であることを示す。

あわせて必要な他の検査

血算（Hb〔ヘモグロビン〕、PLT〔血小板〕など）、生化学（CRPなど）、他の凝固因子。

異常を示す主な疾患

高値：感染症などの炎症性疾患、悪性腫瘍など。

低値：大量出血、DIC、無・低・異常フィブリノゲン血症。

1 喪失………………大量出血

2 血栓形成…………DIC

3 産生異常………………無・低・異常フィブリノゲン血症

検査値の解釈で注意すべきこと

DOAC（直接経口抗凝固薬）の経口抗トロンビン薬（ダビガトラン〔プラザキサ®〕）内服中の患者では、フィブリノゲンが低値となることがある。これは抗トロンビン効果であり、解釈に注意が必要。

FDP（フィブリン / フィブリノゲン分解産物）

基準値・病態識別値・パニック値

基準値：5～10 μg/mL以下

検査でわかること、適応と検査のタイミング

血栓症を疑うとき、DIC（播種性血管内凝固症候群）を疑うとき

→ 線溶（線維素〔フィブリン〕溶解）機能を確認。

救急ではこう使う！

FDP（フィブリン / フィブリノゲン分解産物）は急性期DIC診断基準の検査項目の一つ → DICを疑うときは測定（**表3**）[3]。

表3　急性期DIC診断基準（文献3を参考に作成）

点数	SIRS	血小板（/μL）	PT比	FDP（μg/mL）
0	0〜2	≧12万	＜1.2	＜10
1	≧3	≧8万、＜12万 or 24時間以内に30％以上の減少	≧1.2	≧10、＜25
2	—	—	—	—
3	—	＜8万or 24時間以内に50％以上の減少	—	≧25

4点以上でDICと診断。

臨床的意義

FDPは、fibrin and fibrinogen degradation productの総称であり、フィブリン / フィブリノゲンがプラスミンによって分解されたものである。

体内に血栓が生じると、プラスミンという酵素が、血液凝固因子であるフィブリノゲンやフィブリンを溶解する。この現象を線溶現象（線維素〔フィブリン〕溶解現象）という。線溶活性が異常亢進すると、フィブリンだけでなくフィブリノゲンも分解されて、止血機能が働かず、出血傾向となる。

フィブリノゲンの溶解（一次線溶）→ フィブリノゲン分解産物。フィブリンの溶解（二次線溶）→ フィブリン分解産物 → 最終的にDダイマーとE分画。

FDPは一次線溶と二次線溶の両方を反映する（**図1**）[4]。

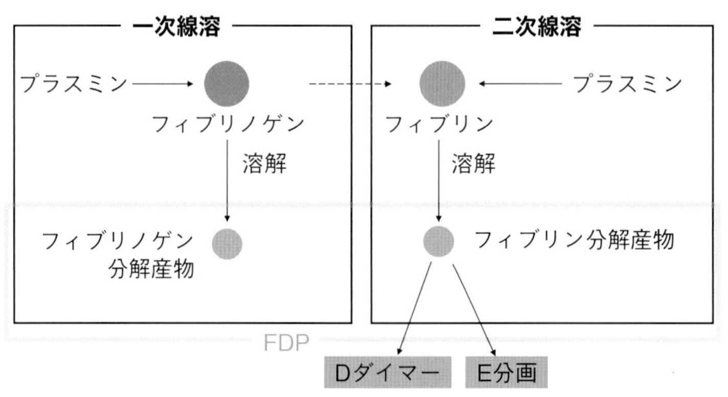

図1　線溶のイメージ（文献4を参考に作成）

あわせて必要な他の検査

Dダイマー、PLT（血小板）、フィブリノゲンなどの他の止血機能。

異常を示す主な疾患

上昇：血栓症、DIC、創傷治癒過程、胸水・腹水・血腫、抗凝固薬投与、血栓溶解療法。

検査値の解釈で注意すべきこと

FDPは二次線溶だけでなく一次線溶でも上昇する。一次線溶の意義は不明な点が多く、二次線溶を反映するDダイマーの方が血栓検出では合理的とされる。

Dダイマー

基準値・病態識別値・パニック値

基準値：1.0 μg/mL未満

検査でわかること、適応と検査のタイミング

血栓症を疑うとき → 線溶機能（二次線溶）。

救急ではこう使う！

上昇：積極的に肺塞栓や大動脈解離、DVT（深部静脈血栓症）を検索。

正常：肺塞栓やDVTを高率で否定可能（ただし、完全には否定できないことに注意）。

臨床的意義

FDP（フィブリン / フィブリノゲン分解産物）とDダイマーは同様に変化する（→p.42参照）。

FDPとDダイマーに乖離が生じる場合（FDP高値、Dダイマー低値）では、フィブリノゲン分解産物が増加しており、非常に高度な線溶亢進状態といえる！

あわせて必要な他の検査

PLT（血小板）、フィブリノゲンなどの他の止血機能。

異常を示す主な疾患

上昇：血栓症、DIC（播種性血管内凝固症候群）、創傷治癒過程、胸水・腹水・血腫、抗凝固薬投与、血栓溶解療法。

検査値の解釈で注意すべきこと

大動脈解離や肺塞栓などの致死的疾患ではごく短時間に患者の状態が急変するため、即時のDダイマー検査で陰性であっても否定はできない。

また、Dダイマーは年齢、腫瘍、炎症、外傷、手術などでも上昇するため、特異度は低い。そのため急性肺血栓塞栓症の診断において、50歳以上では年齢で調整したDダイマー（年齢/100 μg/mL）を閾値として判断する。例えば、80歳ではDダイマー0.8 μg/mLが基準となる。

引用・参考文献

1）ケイセントラ®添付文書. CSLベーリング株式会社.
2）櫻林郁之介監. “7 血栓・止血検査”. 今日の臨床検査2019-2020. 東京, 南江堂, 2019, 92-4, 103.
3）日本救急医学会. 急性期DIC診断基準：多施設共同前向き試験結果報告. 日本救急医学会雑誌. 16（4）, 2005, 188-202.
4）高木康ほか. 四訂版 病院で受ける検査がわかる本. 東京, 法研, 2010, 390p.
5）本田孝行. “2章 凝固線溶検査”. 異常値の出るメカニズム. 第7版. 河合忠監. 東京, 医学書院, 2018, 39-44.
6）朝倉英策. “2章 血栓止血関連検査 7 プロトロンビン時間（PT）, PT-INR”. 臨床に直結する血栓止血学. 改訂2版. 朝倉英策編. 東京, 中外医学社, 2018, 42-5.
7）窓岩清治. “2章 血栓止血関連検査 14 フィブリノゲン”. 前掲書3）. 66-7.
8）日経Gooday. 病院で受ける検査事典. https://gooday.nikkei.co.jp/atcl/inspection/SBK07800/（accessed 2021-02-24）

5 肝胆膵機能

永山 純 鹿児島県立大島病院 総合内科 医長

AST（アスパラギン酸アミノトランスフェラーゼ）

基準値・病態識別値・パニック値

基準値：10〜40 U/L

検査でわかること

臓器障害（主に肝臓）の鑑別診断。

適応と検査のタイミング

AST（アスパラギン酸アミノトランスフェラーゼ）は肝機能をはじめ、細胞障害の程度をみるのに参考となり、救急の現場で頻用される検査である。ただし特異的な検査ではないため、他の検査とあわせて判断する必要がある。

救急ではこう使う！

ASTが上昇している場合は原因臓器の特定を考える。後述するALT（アラニンアミノトランスフェラーゼ）、ALP（アルカリフォスファターゼ）、γ-GTP（γ-グルタミルトランスペプチダーゼ）など肝臓に特異的な胆道系酵素の上昇を同時に認めるのであれば、胆道系疾患を考える。それだけではなく外傷のときには見逃しやすい臓器障害（肝損傷、筋損傷）を特定するのにも役立つ。ASTは心筋を損傷するような心筋梗塞でも上昇する[1)]。中等度以上の上昇は心筋梗塞や急性肝炎の可能性があり、入院精査が望ましい。高度高値はショック肝や劇症肝炎の可能性があり、緊急を要するため緊急入院となる。

臨床的意義

ASTは主に細胞内（肝臓、骨格筋、心筋、腎臓、赤血球など）に含まれ、細胞膜の透過性亢進や細胞の崩壊が生じることで血中に逸脱する。そのため、ASTの上昇は損傷した組織やその程度を推定する指標となる[2)]。

あわせて必要な他の検査

肝障害（細胞障害）を反映する項目：ALT、LDH（乳酸デヒドロゲナーゼ）、CK（クレアチンキナーゼ）など

異常を示す主な疾患

表1に、ASTが異常を示す主な疾患を示す[1、3]。

表1　ASTが異常を示す主な疾患（文献1、3を参考に作成）

値	疾患
高度高値（500 U/L以上）	劇症肝炎、急性肝炎、ショック肝、薬剤性肝障害
中等度高値（150～499 U/L）	慢性活動性肝炎、自己免疫性肝炎、アルコール性肝炎、閉塞性黄疸、胆汁うっ滞、心筋梗塞、筋疾患
軽度高値（150 U/L未満）	慢性非活動性肝炎、アルコール性肝障害、脂肪肝、肝硬変、肝がん、溶血性疾患、甲状腺機能低下症
低値（12 U/L以下）	絶対安静患者、人工透析患者、妊娠時、脚気、遺伝子異常

検査値の解釈で注意すべきこと

ASTは溶血でも、また激しい運動でも上昇するため、病歴や生活習慣の確認が必要である。溶血に関しては間接ビリルビン値やカリウム値の推移に留意し、運動後はCK値との比較に注目する。心筋梗塞でも上昇するため、病歴とあわせて評価が必要である。その際には心筋に特異的なCK-MBを測定し、上昇していれば心筋障害を疑う参考になる。

新生児期にはASTとALT（次項）はともに成人値の2～3倍高値を示し、3歳ごろまでには成人と同程度まで低下する[2)]。

ALT（アラニンアミノトランスフェラーゼ）

基準値・病態識別値・パニック値

基準値：5～40 U/L

検査でわかること

肝障害の鑑別診断。

適応と検査のタイミング

AST（アスパラギン酸アミノトランスフェラーゼ）と同様に肝障害を示す酵素の一つだが、ASTより肝臓に特異性が高く、ASTとの比で異常値の原因精査に使用する。

救急ではこう使う！

AST＞ALTであれば急性肝炎の初期や心筋梗塞、骨格筋などの障害、急性肝障害を疑い、AST＜ALTであれば慢性肝炎などを考える。これはAST・ALTの半減期が異なることを利用している。ASTは約1日なのに対しALTは約2～3日であり、急性肝障害初期ではASTが優位となるが、慢性肝障害では半減期の長いALTが優位となる。

アルコール性肝障害ではAST優位になることが知られているが、これはミトコンドリア障害を反映し、ミトコンドリア内で働くm-ASTが逸脱するためである[1)]。緊急度は前項のASTと同様に判断する。

臨床的意義

ALTは肝臓、腎臓、心筋などの細胞中に含まれるが、肝臓に特に多く含まれており、他の臓器への分布が少ないためASTよりも肝障害に特異的といえる。また、肝細胞内の門脈域に分布しており門脈域の炎症を反映する。

あわせて必要な他の検査

肝障害（細胞障害）を反映する項目：AST、LDH（乳酸デヒドロゲナーゼ）、CK（クレアチンキナーゼ）など

異常を示す主な疾患

表2に、ALTが異常を示す主な疾患を示す[1、3)]。

表2　ALTが異常を示す主な疾患（文献1、3を参考に作成）

値	疾患
高度高値（500 U/L以上）	劇症肝炎、急性肝炎、ショック肝、薬剤性肝障害
中等度高値（150～499 U/L）	慢性活動性肝炎、自己免疫性肝炎、アルコール性肝炎、胆汁うっ滞
軽度高値（150 U/L未満）	慢性非活動性肝炎、アルコール性肝障害、脂肪肝、肝硬変、肝がん、心筋梗塞、筋疾患
低値（12 U/L以下）	絶対安静患者、人工透析患者、妊娠時、脚気、遺伝子異常

検査値の解釈で注意すべきこと

原因不明の肝障害は安易にアルコール性と決めつけず、問診は怠らない方がよい。

内服薬の確認はもちろんだが、B型・C型肝炎の既往があれば、覚醒剤（注射器の使い回し）、刺青、性交渉歴（特に同性）、輸血歴などの確認が必要である。救急の現場では遭遇する機会は少ないがWilson（ウィルソン）病などの遺伝疾患や、甲状腺機能異常などの自己免疫疾患が原因になることがある[4)]。

ビリルビン（T-Bil〔総ビリルビン〕、D-Bil〔直接ビリルビン〕、I-Bil〔間接ビリルビン〕）

基準値・病態識別値・パニック値

基準値：T-Bil 0.3～1.2 mg/dL、D-Bil 0～0.4 mg/dL

検査でわかること

黄疸の病態把握（分類・鑑別）・経過判断、急性肝炎の重症度・劇症化の予測、肝硬変の重症度（Child-Pugh分類）および予後判定（MELDスコア）。

適応と検査のタイミング

Bil（ビリルビン）はヘモグロビンが分解されてつくられる色素である。生成された非包合型（I-Bil〔間接ビリルビン〕）は肝臓に送られ、グルクロン酸抱合を受けて抱合型（D-Bil〔直接ビリルビン〕）になる。胆汁中に分泌されたD-Bilは、腸管に排出され、小腸でウロビリノーゲンになり、尿や便に排出される。この経過のどこかで異常が起きていると考えられるときに検査を行う[5]。

救急ではこう使う！

肝障害を疑いT-Bil（総ビリルビン）を測定し、高値だったらD-Bil、I-Bilのどちらが優位かを確認する。1.3～4.9の軽度黄疸であれば、病歴問診や画像検査を行い、必要に応じて対応する。5.0以上の中等度黄疸であれば、胆管閉塞性疾患や肝炎などの可能性があるため、入院精査・加療を要する[6]。

臨床的意義

高Bil血症は代謝過程の障害、排出障害、もしくは産生過剰を起こすことで異常が生じる。

あわせて必要な他の検査

D-Bil優位の場合は肝機能検査、肝炎ウイルス検査、腹部画像検査を行う。自己免疫性肝炎や原発性胆汁性胆管炎を疑う場合は、抗核抗体・抗ミトコンドリア抗体などを測定し鑑別を行う。I-Bil優位の場合は、溶血性疾患と体質性黄疸が鑑別疾患となる。溶血性疾患であれば貧血の有無、網状赤血球、ハプトグロブリンの検査を追加で行う。

異常を示す主な疾患

表3に、ビリルビンが異常を示す主な疾患を示す[6]。

表3　ビリルビンが異常を示す主な疾患（文献6を参考に作成）

	疾患
高D-Bil血症（D-Bil 50％以上）	肝細胞性黄疸（ウイルス性肝炎、アルコール性肝炎、自己免疫性肝炎、薬物性肝障害、肝硬変）、肝内胆汁うっ滞、閉塞性黄疸（肝外閉塞性：胆囊がん、胆管がん、膵がん、Vater部乳頭がん、胆石、総胆管結石、腫瘤形成性膵炎）、体質性黄疸（Dubin-Johnson症候群、Rotor症候群）
高I-Bil血症（D-Bil 20％以下）	体質性黄疸（Gilbert症候群、Crigler-Najjar症候群）、溶血性疾患、劇症肝炎、末期肝硬変、新生児黄疸、高シャントBil血症

検査値の解釈で注意すべきこと

T-Bil値が2～3 mg/dLを超えると眼球結膜に黄疸を認める（顕性黄疸）。異常高値をきたす疾患は多岐にわたり、鑑別を要するため分画測定を行う。肝機能異常を認めない体質性黄疸を認めることがある。以前から指摘され検査歴があることがあるので、問診で確認する。その他、家族歴や病歴、飲酒歴、サプリメント服用ならびに身体所見が鑑別の助けになる[6、7]。

ALP（アルカリフォスファターゼ）

基準値・病態識別値・パニック値

基準値：115～359 U/L

ALP分画：ALP1 0％、ALP2 36～74％、ALP3 25～59％、ALP4 0％、ALP5 0～16％、ALP6 0％

検査でわかること

ALP（アルカリフォスファターゼ）は胆道系酵素の一つで、胆汁うっ滞による胆管障害によって上昇する。しかし、ALPは多くの臓器に含まれるため、肝・胆道系疾患の他にも骨、小腸、胎盤、甲状腺、腎などの疾患や種々のがんの診断にも用いられる。

適応と検査のタイミング

肝・胆道系疾患、骨疾患のスクリーニングや経過の指標。

救急ではこう使う！

特異性が高い検査ではないため、AST（アスパラギン酸アミノトランスフェラーゼ）やALT（アラニンアミノトランスフェラーゼ）とあわせて測定し原因の鑑別を行う。必要に応じて超音波検査を含めた画像検査も追加し、原因検索を行う。

臨床的意義

表4に、ALPの臨床的意義を示す[1]。

表4　ALPの臨床的意義（文献1を参考に作成）

ALP1・2	胆汁排泄が障害されるため肝型ALPといわれる
ALP3	骨芽細胞の増殖がみられる骨腫瘍（骨肉腫や転移性骨腫瘍）や骨折で上昇
ALP4	・エストロゲン分泌亢進により胎盤由来ALPが上昇（妊娠後期） ・卵巣がんや他の悪性腫瘍により、胎盤由来ALPに類似したALPを産生することがある
ALP5	小腸由来のALP。血液型B型・O型の人によくみられる
ALP6	比較的まれだが、家族性ALP血症や潰瘍性大腸炎で検出される

あわせて必要な他の検査

AST、ALT、γ-GTP（γ-グルタミルトランスペプチダーゼ）などの肝機能酵素、ALP分画。

異常を示す主な疾患

表5に、ALPが異常を示す主な疾患を示す[8, 9]。

表5　ALPが異常を示す主な疾患（文献8、9を参考に作成）

値	疾患
高値 （黄疸がない場合）	肝臓：肝硬変、肝細胞がん、胆道系疾患（胆管がん、肝内結石など）、限局性肝障害（転移性肝がん、肝膿瘍など）、慢性肝炎、脂肪肝 骨疾患：副甲状腺機能亢進症、くる病、骨軟化症、肉芽腫、転移性骨腫瘍など その他：甲状腺機能亢進症、慢性腎不全、悪性腫瘍（肝・骨転移なし）
高値 （黄疸がある場合）	肝臓：ウイルス肝炎、アルコール性肝炎、薬剤性肝障害、肝炎ウイルス以外のウイルス肝障害、原発性胆汁性肝硬変、胆汁うっ滞 閉塞性黄疸：胆管がん、胆管細胞がん、膵頭部がん、総胆管結石、硬化性胆管炎
低値	家族性低ALP血症

検査値の解釈で注意すべきこと

成長期（小児など）には生理的にALPの上昇がみられる[8]。ALP上昇を認めたときには他の肝機能検査・画像検査を行い、頻度の高い肝・胆道系閉塞の有無を確認する。その後、骨疾患や甲状腺疾患の有無、家族歴（家族性低ALP血症）、服薬歴、既往歴から疾患の推測を行う。原因不明のときはALP分画を調べることで診断に近づくことがある。

γ-GTP（γ-グルタミルトランスペプチダーゼ）

基準値・病態識別値・パニック値

基準値：男性；70 U/L以下、女性；30 U/L以下

検査でわかること

肝障害、胆汁うっ滞の程度。

適応と検査のタイミング

肝障害が予想されるときに用いられる。

救急ではこう使う！

肝障害のなかでも特にアルコール性・薬剤性肝障害を疑うときに測定する。他の肝機能酵素も測定して原因検索する。アルコール性で著明な上昇がある場合はAST（アスパラギン酸アミノトランスフェラーゼ）・ALT（アラニンアミノトランスフェラーゼ）の上昇があり、その場合は入院精査も検討する[10)]。薬剤性は抗精神病薬、睡眠薬、抗てんかん薬などで起こりやすく、内服歴も確認する。

臨床的意義

γ-GTP（γ-グルタミルトランスペプチダーゼ）は意外にも腎に最も存在する。続いて膵臓、肝臓の順である。ただ肝由来のγ-GTPは胆汁へ、腎由来のγ-GTPは尿に排出されるため、血中γ-GTPはほとんどが肝・胆道系由来と考えられる。γ-GTPは肝・胆道系疾患に特異性が高く、特にアルコールや薬物の酵素誘導、胆汁うっ滞性疾患で上昇しやすい[11)]。

あわせて必要な他の検査

AST、ALT、ALP（アルカリフォスファターゼ）、LDH（乳酸デヒドロゲナーゼ）などの他の肝機能検査。

異常を示す主な疾患

表6に、γ-GTPが異常を示す主な疾患を示す[1、10)]。

表6　γ-GTPが異常を示す主な疾患（文献1、10を参考に作成）

値	疾患
高値	アルコール性肝障害、閉塞性黄疸、胆汁うっ滞、肝炎、肝硬変、非アルコール性脂肪肝、過栄養性脂肪肝、薬剤性肝障害、肝がん
低値	γ-GTP欠損症

検査値の解釈で注意すべきこと

γ-GTP上昇を認めた場合は、肝・胆道系疾患を疑い飲酒歴や薬剤聴取を行う。ASTやALTの上昇に比べてγ-GTPが著明に上昇する場合は、アルコール性肝障害や薬物による可能性が高い。アルコール性の場合、肝障害の程度が強ければAST＞ALTとなることが多い。また、飲酒してもγ-GTPが上昇しない人がいることも知っておく必要がある[1]。

AST・ALTの上昇とともに軽度にγ-GTPが上昇する場合は、アルコール性以外の肝疾患を疑う。γ-GTPの上昇とともにALPが著明に上昇している場合は、肝内・肝外の胆汁うっ滞が考えられる。肝内胆汁うっ滞であれば原発性胆汁性肝硬変などの精査が必要であり、閉塞性黄疸などの肝外胆汁うっ滞の場合は腹部エコー検査が有用である[10]。

アンモニア

基準値・病態識別値・パニック値

基準値：30〜80 μg/dL

検査でわかること

肝性脳症の評価。

適応と検査のタイミング

アンモニアはアミノ酸分解により産出される有毒な化合物であり、腎臓や筋骨格、脳でもつくられる。腸から血液を通じて肝臓に運ばれ、尿素回路を通じて無毒な尿素に変化する。肝障害ではアンモニアの処理能力が低下するため蓄積し、脳血管関門を通過すると肝性脳症をきたし脳浮腫、痙攣、昏睡を起こす。肝性脳症の指標として使われるほか、急性肝障害や肝硬変の予後因子として有用である。

救急ではこう使う！

意識障害の原因検索のために測定する。もちろん肝性脳症の評価としても使用するが、痙攣発作により、非肝硬変患者であってもアンモニア上昇を認め[12]、意識障害時に痙攣の有無を推測するときにも測定することがある。

臨床的意義

肝障害以外でも門脈圧亢進症などの門脈体循環シャントが形成される場合は、アンモニアを含む血液が肝臓を通過せず処理されないためアンモニアが上昇する。まれではあるが、オルニチントランスカルバミラーゼ欠損症などの尿素サイクル異常症でもアンモニアの処理能力が阻害され上昇する[5]。

あわせて必要な他の検査

末梢血、肝機能一般、ビリルビン値、PT-INR（プロトロンビン時間国際標準比）など肝硬変評価。

異常を示す主な疾患

表7に、アンモニアが異常を示す主な疾患を示す[5、13]。

表7　アンモニアが異常を示す主な疾患（文献5、13を参考に作成）

値	疾患
高値	肝不全、劇症肝炎、肝性脳症、肝硬変末期、門脈体循環シャント、尿素サイクル異常症、薬剤性（sodium valproateなど）、出血性ショック、痙攣、Reye症候群、尿毒症
低値（20 μg/dL以下）	貧血、経口摂取不良

検査値の解釈で注意すべきこと

肝性脳症が生じるためにはアンモニアが脳血管関門を通過する必要があるが、血中のアンモニアは脳内アンモニア濃度を正確に反映しない。アンモニア以外の物質も肝性脳症の原因となり、アンモニア濃度は肝性脳症の重症度と相関しない[14]ため、意識障害の原因がアンモニア上昇とイコールではないことに留意する。

またアンモニア測定には専用スピッツを使用するが、検査依頼時に失念していたり、検体を放置していると正確な測定ができなくなったりして採り直しになることがある。救急外来でしばしばみられるため、知っておくとよい。

LDH（乳酸デヒドロゲナーゼ）

基準値・病態識別値・パニック値

基準値：115〜245 U/L

LDHアイソザイム：LDH1 21〜31 %、LDH2 28〜35 %、LDH3 21〜26 %、LDH4 7〜14 %、LDH5 5〜13 %

検査でわかること

LDH（乳酸デヒドロゲナーゼ）が上昇するような疾患のスクリーニング。

適応と検査のタイミング

LDHは体組織のすべての細胞に存在し、組織ごとに含まれるアイソザイムが異なる。

臓器障害のスクリーニングとして検査する。疾患による特異性は低いが、LDHの程度が重症度の目安となる。LDHが高値の場合は、アイソザイム分画により障害を受けた組織を推定する。また疾患、病態から明らかな場合は、LDHの推移が治療や経過の判定に用いられる。

救急ではこう使う！

細胞障害のスクリーニングとして使用するため、臓器障害が疑われる場合に測定する。LDHは特異性が高い検査ではないため、他の検査とあわせて実施し精査・入院の判断を行う。

臨床的意義

LDHが高いだけでは、どの組織や臓器に障害があるかは判断できない。半減期はそれぞれ（LDH1～5まで順に）79時間、75時間、31時間、15時間、9時間である[15)]。例えば心筋梗塞により上昇するLDH1のように半減期が長いアイソザイムが上昇する場合は、上昇が長く持続するため、発症後の時間経過を考慮する必要があり、数値の推移の観察も重要である。

あわせて必要な他の検査

AST（アスパラギン酸アミノトランスフェラーゼ）、ALT（アラニンアミノトランスフェラーゼ）、CK（クレアチンキナーゼ）などの細胞内酵素。高値の場合はアイソザイム。

異常を示す主な疾患

表8に、LDHが異常を示す主な疾患を示す[1)]。

表8　LDHが異常を示す主な疾患（文献1を参考に作成）

値	疾患
LDH1・2型優位	溶血性貧血、悪性貧血、心筋梗塞、Cushing症候群、甲状腺機能亢進症、筋ジストロフィー
LDH2・3型優位	白血病、リンパ腫、悪性腫瘍、肺梗塞
LDH4・5型優位	うっ血性心不全、ウイルス肝炎、中毒性肝炎、肝硬変、尿毒症、多発性筋炎

検査値の解釈で注意すべきこと

赤血球中には血清中の200倍以上のLDHが存在し、異常高値時は溶血の確認が必要である。また運動後はCKとともにLDHの上昇もみられる。幼少期は成人より高く、出生時には成人値の約2倍であるが、次第に低下し14歳前後で成人の値に近くなるため留意する[15)]。

AMY（アミラーゼ）

基準値・病態識別値・パニック値

基準値：血清；37～125 U/L、随時尿；65～700 U/L、膵型AMY；21～64 U/L

アイソザイム：血清；P型15.7～64％、S型36.0～84.3％、随時尿；P型38.7～82.3％、S型17.7～61.3％

検査でわかること

AMY（アミラーゼ）由来の臓器疾患の鑑別診断。

適応と検査のタイミング

消化酵素の一つで、膵・唾液腺の他にも肝臓や心臓など体内に広く存在するが、主な産出臓器は膵臓（P型）と唾液腺（S型）である。P型はS型よりも低分子で尿中に排出されやすいため、正常尿ではP型が優位である[16)]。

救急ではこう使う！

上腹部痛で血清AMYが上昇している場合は、まず急性膵炎や慢性膵炎の急性増悪を考え、腹部CTや超音波などの画像検査を行う。異常高値ではアイソザイムを追加し、診断を行う。S型AMY血症で重要な疾患は、唾液腺疾患よりは肺がんや卵巣がんなどのAMY産出性疾患であり、CTを撮影した際には見落としに注意する。

臨床的意義

AMY上昇は、①産出、②血中への移行、③代謝のバランスが反映され、たとえ産出臓器が正常であっても排出・代謝の異常があれば上昇をきたす。膵管や胆道の閉塞による膵液のうっ滞、膵実質の炎症・破壊が生じるとP型AMYが上昇する。唾石などで唾液分泌障害があると、唾液由来のAMYが血中に逸脱してS型AMYが上昇する。

膵臓や唾液腺以外でも、肺、肝、小腸、卵巣などにわずかにAMYは存在し、肺がんや卵巣がんなどの一部でまれにAMYが高値になることがある（原因ははっきりしないがS型が優位になることが多い）。血清AMYは約3分の1が尿中に排出されるため、腎不全では血清AMYが上昇し、尿中AMYは低下するといわれる。

あわせて必要な他の検査

リパーゼ、エラスターゼ1などの膵酵素、CA19-9やDU-PAN-2などの腫瘍マーカー。

異常を示す主な疾患

表9に、AMYが異常を示す主な疾患を示す[1、16)]。

表9　AMYが異常を示す主な疾患（文献1、16を参考に作成）

値	疾患
P型上昇	膵疾患：急性膵炎、慢性膵炎急性増悪、膵管閉塞（膵石や膵がんなど）、急性アルコール中毒、膵嚢胞、ERCP後など 胆道・乳頭部疾患：総胆管結石、胆管がん、乳頭部がんなど 膵液の消化管外への漏出・再吸収：消化管穿孔、腹膜炎など
S型上昇	唾液腺疾患：耳下腺炎、唾液腺の化膿性疾患、唾石による導管の閉塞、放射線治療、薬剤性 AMY産出性腫瘍：肺がん、卵巣がんなど 原因不明：大動脈破裂、卵巣・卵管疾患、子宮外妊娠、糖尿病性ケトアシドーシス、肝疾患、腸閉塞、腸間膜欠損症、Crohn病、潰瘍性大腸炎、人工心肺使用後、外傷、熱傷、肺炎、肺梗塞、前立腺疾患など
P型・S型両方が上昇	腎不全（尿中AMYの上昇は乏しい）
AMYが低下	慢性膵炎（非代償期）、膵切除術後、唾液腺摘出後など

検査値の解釈で注意すべきこと

AMYが上昇すると安易に膵疾患を考えるが、膵疾患以外にも異常値を呈するため、アイソザイム、画像検査などを追加し、評価を行う。慢性膵炎は急性発作のときはAMYの上昇をきたすが、普段は上昇することは少なく、半減期が約2～4時間と比較的短いため、急性膵炎であっても排出障害がなければ3～4日で正常値に戻ることが多い[1)]。

引用・参考文献

1）山田俊幸. “5章 酵素検査”. 異常値の出るメカニズム. 第7版. 河合忠監. 東京, 医学書院, 2018, 87-104.
2）三浦裕. アスパラギン酸アミノトランスフェラーゼ（AST）とアラニンアミノトランスフェラーゼ（ALT）. 日本臨牀. 53（増刊号1）. 1995, 266-71.
3）濱﨑直孝ほか. “トランスアミナーゼ（AST（GOT）, ALT（GPT））”. 臨床検査ガイド2011～2012. 和田攻ほか編. 東京, 文光堂, 2011, 111-5.
4）安部井誠人. アスパラギン酸アミノトランスフェラーゼ（AST）, アラニンアミノトランスフェラーゼ（ALT）. 日本臨牀. 62（増刊号11）. 2004, 348-51.
5）山田俊幸. “3章 含窒素化合物, 生体色素, 腎機能の検査”. 前掲書1）. 49-63.
6）中村郁夫. “ビリルビン”. 前掲書3）. 259-61.
7）川崎寛中. ビリルビン. 前掲書2）. 865-8.
8）宮﨑孝. “アルカリ性フォスファターゼ（ALP）”. 前掲書3）. 87-9.
9）飯野四郎. “アルカリホスファターゼ（ALP）”. 前掲書4）. 361-4.
10）滝川一. “γ-グルタミルトランスペプチダーゼ（γ-GTP）”. 前掲書3）. 99-100.
11）堺隆弘. “γ-グルタミルトランスペプチターゼ（γGTP）”. 前掲書4）. 356-60.
12）Hung, TY. et al. Transient hyperammonemia in seizures：a prospective study. Epilepsia. 52（11）, 2011, 2043-9.
13）井上和明ほか. “アンモニア窒素”. 前掲書3）. 213-5.
14）Mallet, M. et al. Why and when to measure ammonemia in cirrhosis. Clin Res Hepatol Gasroenterol. 42（6）, 2018, 505-11.
15）前川真人. “乳酸デヒドロゲナーゼLD（LDH）”. 前掲書3）. 118-21.
16）新海政幸. “アミラーゼ”. 前掲書3）. 83-6.

6 腎機能

菊谷祥博 中通総合病院 救急総合診療部 診療部長

Cr（クレアチニン）

基準値・病態識別値・パニック値

基準値：男性；0.65～1.07 mg/dL、女性；0.46～0.79 mg/dL

検査でわかること

Cr（クレアチニン）は筋肉に含まれるクレアチンの代謝産物で、主として腎臓から排泄される。尿細管からの再吸収がほとんどないため、糸球体濾過能力の指標となる。

適応と検査のタイミング

慢性腎臓病における経時的評価をするときや、急性腎障害を疑うときに検査を行う。また、腎機能に応じて調整が必要な薬剤を処方する場合や、造影CT、MRI検査を行う前に評価が必要となる。

救急ではこう使う！

溢水による呼吸循環不全での薬剤の使用や効果の予測、脱水や出血時の輸液や輸血の検討、アシドーシスや高度な電解質異常を伴う場合、透析療法の適応を判断する。

臨床的意義

Cr値は、糸球体濾過率が正常の50％以上では糸球体予備能で代償され低下しないが、糸球体濾過率が50％以下になると上昇し腎機能障害ありと判断される。糸球体濾過率が20～30％になると腎不全代償期に入り、Cr値はさらに上昇する。糸球体濾過率が5～10％以下になるとCr値は高値となり、尿毒症症状を呈する[1)]。

あわせて必要な他の検査

腎疾患評価のためBUN（尿素窒素）、尿定性検査、尿沈渣をあわせて行う。

異常を示す主な疾患

糸球体濾過量の低下（心不全、脱水、出血、糸球体腎炎など）、筋肉量の増加、ST合剤などの薬剤で上昇し、尿中Cr排泄量増加（尿崩症など）で低下する。

検査値の解釈で注意すべきこと

Cr値は筋肉量に左右されるので、糸球体濾過量が同程度でも、筋肉量の多い男性と高齢の女性、栄養不良患者では数値に差が出る。

Ccr（クレアチニンクリアランス）

基準値・病態識別値・パニック値

基準値：男性；90～120 mL/min、女性；80～110 mL/min

中等度低下：30～59 mL/min

高度低下：15～29 mL/min

末期腎不全：＜15 mL/min

検査でわかること

Ccr（クレアチニンクリアランス）は単位時間あたりのCr（クレアチニン）濾過量を示す。直接的に糸球体濾過量を測定するため、Crよりも腎機能の評価を正確に行うことができる。

適応と検査のタイミング

測定は24時間蓄尿後に行うため、腎機能障害を有する入院患者などに対して行われるのが一般的である。

救急ではこう使う！

推定Ccr（後述）を算出し、腎機能の評価を行う。年齢、性別により調整されたeGFR（推算糸球体濾過量）により評価することも可能である。前値との比較を行い、急激な変化がなければ緊急性はないと判断できる。

臨床的意義

Ccrは一定時間の尿量、尿中Cr排泄量と血清Cr値から評価されるが、以下のCockcroft（コッククロフト）-Gault（ゴールト）の式より推測が可能である。

推定Ccr（mL/min）＝{(140－年齢)×体重（kg)}/{72×Cr（mg/dL)}　（女性は×0.85）

あわせて必要な他の検査

Cr、BUN（尿素窒素）、尿定性検査、尿沈渣、尿蛋白定量などをあわせて行う。

異常を示す主な疾患

Cr値の異常をきたす疾患と同様の病態である（前項を参照）。

検査値の解釈で注意すべきこと

Ccrは、蓄尿期間中にCrが一定で推移することが前提となるため、急速に進行するような腎機能障害では測定値にばらつきが出てしまい、評価困難となる。

BUN（尿素窒素）

基準値・病態識別値・パニック値

基準値：8～20 mg/dL

検査でわかること

BUN（尿素窒素）は血中の尿素に含有される窒素量を表すものである。尿素は腎臓から排泄されるため、主に腎機能の評価に用いられる。

適応と検査のタイミング

腎機能障害のある患者で、摂取タンパク量の評価、体液量の評価を行うときに測定する。

救急ではこう使う！

Cr（クレアチニン）値とともに測定し、BUN/Cr比を用いることで腎機能障害のみならず、消化管出血や脱水症の予測を行い、補液などの治療適応を考慮する。

臨床的意義

アミノ酸代謝の過程や腸内細菌叢からの生成によって生じた有害なアンモニアが、肝臓の尿素回路で尿素に変換され、腎臓から排泄される。腎機能障害では排泄障害、肝障害では合成障害、摂取タンパク量の増加や異化亢進が検査値に影響する。

あわせて必要なほかの検査

Cr、肝酵素、総蛋白やアルブミンなどをあわせて検査する。

異常を示す主な疾患

BUN/Cr比を用いて疾患の予測が可能である（**表1**）[2)]。

表1　BUN/Cr比から予測できる疾患（文献2を参考に作成）

BUN/Cr比＞10～20	脱水、心不全、出血性ショック、高タンパク食、消化管出血、異化亢進
BUN/Cr比＜10	多尿、妊娠、肝不全、低タンパク食

検査値の解釈で注意すべきこと

前述の通り、BUN値の異常のみでは腎機能障害の評価には不十分である。他の検査とあわせて総合的に評価する。

引用・参考文献

1）宮川太郎ほか. クレアチニン, クレアチン. Medicina. 52(4), 2015, 183.
2）孫大輔ほか. BUN, クレアチニン高値を認めたときの鑑別診断の進め方. 日本内科学会雑誌. 97(5), 2008, 930-33.

7 炎症反応

小松 守　JA北海道厚生連 帯広厚生病院 総合診療科・救急科

CRP（C反応性蛋白）

基準値・病態識別値・パニック値

基準値：<0.3 mg/dL（海外の文献ではmg/L）

検査でわかること

炎症や壊死の有無。

適応と検査のタイミング

主に内科系救急の際に適応となる。外科系救急でも、背景に内科疾患の存在を疑う際には検査する。

救急ではこう使う！

CRP（C反応性蛋白）上昇をみたら、qSOFAやSOFAスコアを用いて敗血症を見逃さないようにする[1]。

臨床的意義

病原体成分や組織障害・壊死に反応し、マクロファージなどが活性化されることが炎症のトリガーとなる。これらの細胞は、TNF-α（腫瘍壊死因子）やIL-1（インターロイキン-1）を介して、マクロファージ自身や間葉系細胞からIL-6を産生させる。このIL-6が肝細胞に作用し、CRPに代表される急性期炎症蛋白を産生する。

あわせて必要な他の検査

CRP単独で原因診断はできないため、感染症抗原検査や細菌学的検査、画像検査を行う。プロカルシトニンや赤沈、フェリチンなどの他の炎症マーカーを組み合わせることで診断に近づくこともある。

異常を示す主な疾患

感染症以外にも悪性腫瘍や膠原病、組織障害でも上昇する。「CRPが上昇する精神疾患はない」と考える方が失敗はない。

検査値の解釈で注意すべきこと

CRPは炎症もしくは組織の障害から4〜6時間で上昇し、36〜50時間でピークに達する。全身状態に比べてCRPが低値であった場合には、今後上昇する可能性を考える[2)]。

値が「高い」から重症、「低い」から軽症というわけではない[3~5)]。また、感染症と非感染症、細菌感染症とウイルス感染症の区別もできない[6)]。トシリズマブ（アクテムラ®）など炎症性サイトカイン経路を阻害する生物学的製剤を服用している患者では、CRPを含めた炎症マーカーが上がらないため注意が必要である[7)]。

引用・参考文献

1）Singer, M. et al. The third international consensus definitions for sepsis and septic shock(sepsis-3). JAMA. 315(8), 2016, 801-10.
2）Litao, MK. et al. Erythrocyte sedimentation rate and C-reactive protein：How best to use them in clinical practice. Pediatr Ann. 43(13), 2014, 417-20.
3）Ugarte, H. et al. Procalcitonin used as a marker of infection in the intensive care unit. Crit Care Med. 27(3), 1999, 498-504.
4）Lobo, SM. et al. C-reactive protein levels correlate with mortality and organ failure in critically Ill patients. Chest. 123(6), 2003, 2043-9.
5）Zhang, Z. et al. C-reactive protein as a predictor of mortality in critically ill patients：A meta-analysis and systematic review. Anaesth Intensive Care. 39(5), 2011, 854-61.
6）Simon, L. et al. J. Serum procalcitonin and C-reactive protein levels as markers of bacterial infection：A systematic review and meta-analysis. Clin Infect Dis. 39(2), 2004, 206-17.
7）Bari, SF. et al. C reactive protein may not be reliable as a marker of severe bacterial infection in patients receiving tocilizumab. BMJ Case Rep. 2013 Oct 31；2013：bcr2013010423. doi：10.1136/bcr-2013-010423.

8 心臓系検査

堀口真仁 京都第一赤十字病院 救急集中治療科 副部長

心筋トロポニン（cTnT、cTnI）

基準値・病態識別値・パニック値

基準値は各測定試薬における「健常者の99パーセンタイル値」であり、アイソフォームや使用キットによって異なる。基準値を超えていれば、原因を検討する。

検査でわかること

トロポニン複合体は骨格筋と心筋に存在し、TnC・TnT・TnIの３つのサブユニットで構成されている。TnTとTnIは心筋特異的アイソフォームがあるため、心筋障害マーカーとして用いられる。

適応と検査のタイミング

急性冠症候群を疑うときに、診断の補助として測定する。初診時の測定に加え、経時的変化をみるために数時間あけて再検する。

救急ではこう使う！

急性冠症候群を疑う症例でトロポニンが上昇していれば、冠動脈造影を行う。症状や心電図だけで急性冠症候群の診断がつけられない症例で、経時的にトロポニンが上昇するなら冠動脈造影を行う。発症後12時間程度トロポニンが陰性、または異常値でも変化がないなら心筋梗塞を除外できる可能性が高い。

臨床的意義

心筋障害を示し、急性冠症候群診断の補助となる。

あわせて必要な他の検査

12誘導心電図、CK（クレアチンキナーゼ）およびCK-MB、心エコー、BNP（脳性ナトリウム利尿ペプチド）。

異常を示す主な疾患

急性冠症候群、心筋炎、心筋症。

検査値の解釈で注意すべきこと

急性冠症候群では発症から3時間程度で上昇し始める。

高感度トロポニンは、心不全や高血圧など急性冠症候群以外でも検出されることがある。トロポニンは腎臓から排出されるため、腎機能障害があると高めに測定される。

CK（クレアチンキナーゼ）、CK-MB

基準値・病態識別値・パニック値

基準値：［総CK］男性；60～290 U/L、女性；45～160 U/L。［CK-MB］25 U/L以下

病態識別値：胸部症状があり、CKが基準値を超えている場合や、CK-MBが総CKの10％を超えている場合は心疾患を疑う。

パニック値：CK 5,000 U/L以上

検査でわかること

CK（クレアチンキナーゼ）は筋肉に多く含まれ、M型とB型のサブユニットが2つ組み合わさった形（MM型、MB型、BB型）で存在する。MM型は骨格筋、MB型は心筋、BB型は脳や平滑筋に多い。CK上昇は筋肉の障害を示唆し、特にMB型の比率が高いときは心筋障害を示唆する。

適応と検査のタイミング

急性冠症候群を疑うときに、診断の補助として測定する。初診時に加え、CKがピークを越えるまで数時間ごとに再検する。CK上昇を認めた場合はCK-MBも測定して由来を推定する。

救急ではこう使う！

急性冠症候群を疑う症例でCKとCK-MBが上昇していれば、緊急冠動脈造影を行う。経時的にCKおよびCK-MBが上昇する場合も冠動脈造影を行う。CK 5,000 IU/L以上では腎機能障害をきたすおそれがあり、十分に補液して経過観察する。

臨床的意義

特に急性冠症候群診断の補助となる。

あわせて必要な他の検査

12誘導心電図、心筋トロポニン、心エコー、BNP（脳性ナトリウム利尿ペプチド）。

異常を示す主な疾患

CKおよびCK-MB：急性冠症候群、心筋炎、心筋症。CKのみ：横紋筋融解症、筋炎、外傷急性期。

検査値の解釈で注意すべきこと

急性冠症候群では発症から4時間程度で上昇し始めるため、早期には異常を検出しにくい。

CK-MBは、B型サブユニットの測定値を2倍にして求める。そのためBB型がほとんど存在しないことを前提としており、BB型が多いときはCK-MBの比率が異常に高くなる。

BNP（脳性ナトリウム利尿ペプチド）

基準値・病態識別値・パニック値

基準値：18.4 pg/mL未満

病態識別値：40 pg/mL以上で心不全を疑う。

パニック値：なし。

検査でわかること

BNP（脳性ナトリウム利尿ペプチド）は心室および心房に存在し、心腔の壁が伸長されると分泌が増えるため、心不全の指標として用いられる。

適応と検査のタイミング

心疾患を疑うときに、心不全の診断や予後予測の指標として測定する。初診時に加え、治療の効果を評価するために後日再検する。

救急ではこう使う！

40 pg/mL以上だと治療の必要な心不全が存在している可能性があり、100 pg/mL以上だとその可能性が高いため、精査を行う。

臨床的意義

心室・心房の負荷を示し、心不全の診断および予後予測の指標となる。

あわせて必要な他の検査

12誘導心電図、CK（クレアチンキナーゼ）およびCK-MB、心エコー、胸部X線。

異常を示す主な疾患

心不全、慢性腎不全、高血圧、心肥大、心房細動、急性心筋梗塞。

検査値の解釈で注意すべきこと

NT-proBNP（脳性ナトリウム利尿ペプチド前駆体N端フラグメント）を測定する場合は単位が異なる。肥満は測定値が低めに、高齢者、女性などは高めになることがある。保険診療では1カ月に1回しか算定できない。

9 敗血症マーカー

蓮池俊和 神戸市立医療センター中央市民病院 総合内科・感染症科 医長

プロカルシトニン

基準値・病態識別値・パニック値

基準値：0.05 ng/mL以下（臨床的なカットオフ値は**表1**を参照）

検査でわかること

細菌感染症とそれ以外の病態を見分けるために用いるが、最も有効性が確認されているセッティングは、市中肺炎と敗血症に対する抗菌薬終了の判断である。

適応と検査のタイミング

①市中肺炎が疑われた患者に対する抗菌薬開始の判断、または治療終了の判断。②敗血症に対する抗菌薬終了の判断。

救急ではこう使う！

表1、2にプロカルシトニンの使いかたの一例を示す[1〜4]。

表1　救急外来における市中肺炎患者に対するプロカルシトニンの使いかた（文献1〜4より作成）

プロカルシトニン（ng/mL）	細菌感染症	抗菌薬の開始	備考
＜0.1	very unlikely	NO！	以下の場合は低値でも抗菌薬開始を考慮 ・呼吸循環動態が不安定 ・重篤な合併症 ・ICUに入院 ・重症の市中肺炎またはCOPD ・肺膿瘍、膿胸、レジオネラ肺炎 ・免疫不全患者 ・併存する感染症に対して抗菌薬が必要
0.1〜0.24	unlikely	no	
0.25〜0.5	likely	yes	抗菌薬を開始した場合 ・第3、5、7日に再検 ・同じカットオフ値を用いて抗菌薬を終了する ・初回値が高値（＞5 ng/mL）の場合、ピークから80〜90％減少したら抗菌薬を終了 ・高値持続なら治療失敗を考慮
＞0.5	very likely	YES！	

表2　集中治療室での敗血症患者に対するプロカルシトニンの使いかた（文献1～4より作成）

プロカルシトニン（ng/mL）	抗菌薬の継続	備考
<0.1または90％以上低下	終了を強く推奨	・プロカルシトニンを連日測定 ・ピーク値より80％以上低下または0.5 ng/mL未満で中止 ・免疫不全患者や感染性心内膜炎、細菌性髄膜炎には適応されない
0.1～0.24または80％以上低下	終了を推奨	
0.25～0.5	継続を推奨	・上昇または10％/day未満の低下は予後不良を示唆 ・抗菌スペクトラムの拡大または診断を再考する
>0.5	継続を強く推奨	

臨床的意義

細菌感染症の診断には感度も特異度も十分ではない。あくまで臨床診断の補助として使用する。

あわせて必要な他の検査

細菌感染症を疑った場合は、病歴聴取、身体所見、培養検査、画像検査で感染臓器を特定する。抗菌薬開始前に各種培養を提出し、原因菌の同定に努める。

異常を示す主な疾患

偽陽性となる病態（熱傷、膵炎、悪性腫瘍、自己免疫性疾患、リツキシマブ、心肺停止蘇生後、腎機能障害など）が多いことに注意が必要である。

検査値の解釈で注意すべきこと

主に抗菌薬中止の判断には有用性が証明されているが、それ以外の臨床状況においては臨床診断の補助と考える。

プレセプシン

基準値・病態識別値・パニック値

敗血症（細菌性）診断のカットオフ値は500 pg/mL。

検査でわかること

敗血症診断の補助。細菌感染症とそれ以外の病態を見分ける参考所見とする。

適応と検査のタイミング

臨床的に敗血症を疑ったとき。

救急ではこう使う！

敗血症とそれ以外の病態の鑑別、および敗血症患者の予後予測。ただし、有用性が十分に証明されたセッティングはなく、臨床診断の補助として使用する。

臨床的意義

ICU入室から24時間以内の敗血症診断に対する感度、特異度、positive predictive value（PPV）およびnegative predictive value（NPV）は、それぞれ81.9％、96.5％、82.4％、96.3％と報告されている[5]。カットオフ値を729 pg/mLとしたとき、感度、特異度、PPV、NPVはそれぞれ81.1％、63％、30％、94.4％と報告されている[6]。

あわせて必要な他の検査

細菌感染症を疑った場合は、病歴聴取、身体所見、培養検査、画像検査で感染臓器を特定する。抗菌薬開始前に各種培養を提出し、原因菌の同定に努める。

異常を示す主な疾患

血液透析患者で高値を示すことが知られている。偽陽性・偽陰性を示す病態については、さらなる報告が必要である。

検査値の解釈で注意すべきこと

敗血症診断において、他のバイオマーカー（CRP〔C反応性蛋白〕やプロカルシトニン）よりも診断精度が高い可能性があるが、使用が推奨される臨床的状況はまだ確立されていない。

引用・参考文献

1）Schuetz, P. et al. Effect of procalcitonin-based guidelines vs standard guidelines on antibiotic use in lower respiratory tract infections：the ProHOSP randomized controlled trial. JAMA. 302（10）, 2009, 1059-66.
2）Bishop, BM. et al. Effect of introducing procalcitonin on antimicrobial therapy duration in patients with sepsis and/or pneumonia in the intensive care unit. Ann Pharmacother. 48（5）, 2014, 577-83.
3）de Jong, E. et al. Efficacy and safety of procalcitonin guidance in reducing the duration of antibiotic treatment in critically ill patients：a randomised, controlled, open-label trial. Lancet Infect Dis. 16（7）, 2016, 819-27.
4）Kyriazopoulou, E. et al. Procalcitonin to Reduce Long-Term Infection-associated Adverse Events in Sepsis. A Randomized Trial. Am J Respir Crit Care Med. 203（2）, 2021, 202-10.
5）Enguix-Armada, A. et al. Usefulness of several biomarkers in the management of septic patients：C-reactive protein, procalcitonin, presepsin and mid-regional pro-adrenomedullin. Clin Chem Lab Med. 54（1）, 2016, 163-8.
6）Romualdo, LG. et al. Diagnostic accuracy of presepsin（soluble CD14 subtype）for prediction of bacteremia in patients with systemic inflammatory response syndrome in the Emergency Department. Clin Biochem. 47（7-8）, 2014, 505-8.

10 尿検査

菊谷祥博 中通総合病院 救急総合診療部 診療部長

尿沈渣

基準値・病態識別値・パニック値

基準値は以下の通りである。

赤血球：4個/HPF（high power field：400倍視野）以下、白血球：4個/HPF以下

RTEC：1個/HPF以下、円柱：なし/WF（whole field：全視野）もしくは/LPF（low power field：100倍視野）、細菌：なし、結晶、塩類：なし

検査でわかること

尿を遠心沈殿することで収集された有形成分から、腎・尿路系の異常を予測する。

適応と検査のタイミング

患者が腎・尿路系疾患の症状を有する場合や、また腎・尿路系の異常が他の検査で疑われた場合に行う。

救急ではこう使う！

RTEC（renal tubular epithelial cells：尿細管上皮細胞）の数と顆粒円柱の数を用い、腎前性急性腎不全と急性尿細管壊死を鑑別できる可能性がある（**表1**）[1]。スコア2ポイントの群はスコア1ポイントの群に比べ9.7倍、スコア2ポイント以上の群（スコア2ポイントと3ポイントをあわせた群）はスコア1ポイントの群に比べ74倍、急性尿細管壊死である可能性が高くなる[1]。

表1　尿沈渣スコア（文献1より作成）

スコア	所見
1ポイント	RTEC 0個/HPFかつ顆粒円柱0個/LPF
2ポイント	RTEC 0個/HPFかつ顆粒円柱1～5個/LPFまたは RTEC 1～5個/HPFかつ顆粒円柱0個/LPF
3ポイント	RTEC 1～5個/HPFかつ顆粒円柱1～5個/LPFまたは RTEC 0個/HPFかつ顆粒円柱6～10個/LPFまたは RTEC 6～20個/HPFかつ顆粒円柱0個/LPF

臨床的意義

析出する塩類には、シュウ酸カルシウム結晶、尿酸結晶、リン酸カルシウム結晶、リン酸アンモニウムマグネシウム結晶などがあるが臨床的意義はない。

あわせて必要な他の検査

腎機能検査、腎機能障害の鑑別のための検査を追加することが多い。

異常を示す主な疾患

主として腎・尿路系の疾患で異常となる。**表2**に主な疾患を示す。

表2　尿沈渣で異常を示す主な疾患

沈渣成分	臨床的意義	異常を示す主な疾患	あわせて必要な検査
赤血球	血尿の診断や変形赤血球の有無で糸球体由来か否かをある程度予測できる	糸球体腎炎、尿路悪性腫瘍、尿路結石、尿路感染症	尿定性検査、尿細胞診、尿培養、超音波検査など
白血球	腎・尿路系感染など炎症性病変を示唆する	尿路感染症	尿培養検査、血算、CRPなど
尿細管上皮細胞	尿細管障害をはじめとする腎実質性障害を示唆する	急性尿細管壊死、薬剤性腎機能障害、ショック	BUN、Cr、尿細管マーカー
尿路上皮細胞	尿路系細胞の機械的損傷を示唆する	膀胱炎、尿路結石	尿定性検査、尿培養、超音波検査など
扁平上皮細胞	尿道口や外陰部からの混入が多い	臨床的意義がないことの方が多い	
卵円形脂肪体	腎機能障害に伴って出現する脂肪顆粒細胞である	ネフローゼ症候群、糖尿病性腎症	尿蛋白定量、総蛋白、アルブミン
硝子円柱	尿細管上皮細胞から分泌される蛋白と血漿蛋白がゲル状に凝固沈殿したもの（基質成分）	健常人でも少量は検出。激しい運動後の脱水などで検出（臨床的意義はない）	尿蛋白、BUN、Cr
上皮円柱	基質内に尿細管上皮細胞が封入されたもの	尿細管障害	BUN、Cr、尿細管マーカー
顆粒円柱	基質内に変性赤血球や白血球が封入されたもの	腎実質性障害	BUN、Cr、尿蛋白定量など
脂肪円柱	基質内に脂肪や卵円形脂肪体が封入されたもの	ネフローゼ症候群、糖尿病性腎症	尿蛋白定量、総蛋白、アルブミンなど
赤血球円柱	基質内に赤血球が3個～全体的に封入されたもの	糸球体腎炎	尿定性検査、BUN、Cr、グロブリンなど

検査値の解釈で注意すべきこと

長時間放置された尿検体では、細菌によって尿pH（水素イオン濃度）がアルカリに傾き、血球、RTEC、円柱が破壊されてしまうため、採尿後1時間以内の新鮮尿で検査を行うことが望ましい。

尿定性検査

基準値・病態識別値・パニック値

基準値は以下の通りである。

尿比重：1.005〜1.030、尿pH：5.0〜7.5、尿蛋白：—、尿潜血：—、尿糖：—、尿ケトン体：—

検査でわかること

尿定性検査では、前述以外にビリルビン、ウロビリノーゲン、白血球反応、亜硝酸塩などが一般的に評価可能である。

適応と検査のタイミング

試験紙法では簡便かつ迅速に検査対象や場所を選ばずに検査することができる。腎・尿路系疾患のみならず、全身状態評価の補助的検査や入院時のスクリーニング検査として活用できる。

救急ではこう使う！

common diseaseである尿路感染症や尿路結石などの補助的診断を行う。また、尿比重から脱水の把握、尿糖および尿ケトン体から糖尿病性ケトアシドーシスを予測し、診断および治療につなげることができる。

臨床的意義

尿定性検査は一般に食事、飲水、運動などの影響を受けやすく、疾患特異的な項目は存在しない。全身状態の評価と他の検査を総合して評価していく。

あわせて必要な他の検査

尿沈渣、尿培養検査をあわせて行うことが多い。肝機能、糖尿病、脱水などの評価のため、生化学検査や腹部超音波検査を行う。

異常を示す主な疾患

表3に尿定性検査の異常とそれに関連する疾患を記載する。

表3　尿定性検査で異常を示す主な疾患

項目	基準値	臨床的意義	異常を示す主な疾患	あわせて必要な検査
尿比重	1.005～1.030	≦1.008：低張尿	尿崩症、心因性多飲症	血清電解質、BUN、Cr、血糖
		≒1.010：等張尿	腎機能障害など	
		≧1.030：高張尿	脱水、出血、糖尿病など	
尿pH	5.0～7.5	酸性（4.5～5.5）	呼吸、代謝性アシドーシス、酸性食品の過剰摂取	血液ガス分析、尿沈渣
		アルカリ性（6.5～8.0）	呼吸、代謝性アルカローシス、尿路感染症など	
尿蛋白	陰性	本来は漏出すべきでない蛋白の定性的評価が可能	溶血性疾患、横紋筋融解症、糸球体腎炎、尿路感染症	血算、CK、アルブミン、BUN、Cr、尿培養など
尿潜血	陰性	尿中への赤血球の漏出の程度を評価する	尿路結石、糸球体腎炎、尿路悪性腫瘍、尿路感染症	BUN、Cr、超音波検査、X線検査など
尿糖	陰性	血糖値が180 mg/dL以上になると出現する	糖尿病	血糖値、HbA1c
尿ケトン体	陰性	血中ケトン体の増加を予測することができる	糖尿病性ケトアシドーシス、重症嘔吐・下痢、飢餓	血清電解質、BUN、Cr、血糖、血液ガス分析など
ビリルビン	陰性	血中抱合型ビリルビンの増加を予測できる	ウイルス性肝炎、閉塞性黄疸、体質性黄疸	AST、ALT、直接ビリルビン、超音波検査など
ウロビリノーゲン	偽陽性（±）	腸肝循環で吸収、排泄されるビリルビンの量を予測できる	急性肝炎（溶血）、閉塞性黄疸（下痢）	AST、ALT、ビリルビン、LDH、超音波検査など

検査値の解釈で注意すべきこと

尿比重では疾患を推測するために、尿量もあわせて考慮する。例えば、尿量が少なく尿比重が高い場合は脱水を考えるが、尿量が多く尿比重が高い場合はグルコースや造影剤などの尿中浸透圧物質の存在を示唆する。また尿糖は腎性尿糖、妊娠により偽陽性の原因となり、ビタミンCやアスピリンなどの薬剤で偽陰性となるので注意が必要である[2]。

引用・参考文献

1）Perazella, MA. et al. Diagnostic value of urine microscopy for differential diagnosis of acute kidney injury in hospitalized patients. Clin J Am Soc Nephrol. 3(6), 2008, 1615-9.

2）森野勝太郎ほか. 尿糖(定性, 半定量, 定量). 臨床雑誌内科. 111(6), 2013, 1038.

11 薬毒物検査

田中由基子 筑波メディカルセンター病院 救急診療科 医長

エタノール血中濃度

基準値・病態識別値・パニック値

エタノール血中濃度0.1 mg/mL未満が基準値、3 mg/mL以上をパニック値とする。

実測できない病院でも、下記の計算でエタノール血中濃度の推定が可能である[1]。

浸透圧gap×4.6＝（実測血清浸透圧－〔2×Na＋Glu/18＋BUN/2.8〕）×4.6 mg/dL

検査でわかること

エタノール血中濃度がわかる。

適応と検査のタイミング

エタノール血中濃度を知りたいとき。通常、治療開始前の血液検査で検査する。

救急ではこう使う！

嘔気、嘔吐、意識障害などの原因検索に用いる。

臨床的意義

エタノール血中濃度と臨床症状には相関があるとも、ないともいわれており[2, 3]、「臨床症状の原因がアルコールである」と、エタノール血中濃度だけで確定できることは少ない。一方、エタノール血中濃度が基準値であれば、アルコールが原因ではないと診断することができる。また、急性アルコール中毒の入院適応を考えるときにも参考になる。

あわせて必要な他の検査

「原因は急性アルコール中毒だ！」と決めつけずに、病歴、身体所見をきちんととり、血液検査、血液ガス分析、尿中薬物簡易スクリーニング検査、頭部CTなどを必要に応じて追加する。

異常を示す主な疾患

急性アルコール中毒。

検査値の解釈で注意すべきこと

採血時のアルコール消毒では、アルコールの経皮吸収によって血中濃度が高く測定されることがある。吸入曝露でも血中濃度は上昇し、運動負荷があるとその傾向は強くなる。

尿中薬物簡易スクリーニングキット

尿中薬物簡易スクリーニングキットとして頻用されてきたトライエージ（Triage® DOA）は2020年末で販売中止となり、SIGNIFY™ ERが販売開始となった。ここでは、INSTANT-VIEW®、SIGNIFY™ ERなどを例に説明する。

基準値・病態識別値・パニック値

内服薬がなければ陰性が基準値。INSTANT-VIEW®、SIGNIFY™ ERともに陽性コントロールにラインが出現し、判定領域にラインが出現しないとき、ラインが出現しなかった対象測定項目を陽性と判定する。

検査でわかること

1キットで覚せい剤、大麻、コカイン系麻薬、ベンゾジアゼピン系、バルビツール酸系、三環系抗うつ薬（SIGNIFY™ ERでは加えてモルヒネ系麻薬、フェンサイクリジン類）と多種の薬剤使用の有無がわかる。

適応と検査のタイミング

薬物中毒を疑うときに尿で検査する。

救急ではこう使う！

発汗、興奮、頻脈、徐脈、ショック、意識障害などの原因検索に用いる。

臨床的意義

検査時間が約5分と、迅速かつ簡便に薬物中毒のスクリーニングができる。

あわせて必要な他の検査

臓器障害の有無を確認するために、血液検査、血液ガス分析などをあわせて行う。

異常を示す主な疾患

急性薬物中毒。

検査値の解釈で注意すべきこと

スクリーニング検査であり、交差反応による偽陽性や偽陰性も生じうる[4、5]。陽性と確定するためには、他のキットを併用した確認[6]やガスクロマトグラフィー質量分析計、液体クロマトグラフィー質量分析などでの確認分析が必要である。

引用・参考文献

1）上田剛士ほか. 急性アルコール中毒の臨床的特徴とエタノール血中濃度の推定. 洛和会病院医学雑誌. 25, 2014, 45-9.
2）Teplin, LA. et al. Measuring alcohol intoxication：The development, reliability and validity of an observational instrument. J Stud Alcohol. 46(6), 1985, 459-66.
3）横田茉莉ほか. エタノール血中濃度と臨床症状に関する検討. 日本臨床救急医学会雑誌. 21(3), 2018, 498-503.
4）森永睦子ほか. 尿中薬剤検査キット「INSTANT-VIEW® M-I」の基礎的検討. 医学検査. 65(3), 2016, 282-9.
5）斉藤剛ほか. 薬物中毒検出用キットSIGNIFY™ ERの基礎的評価. Sysmex Journal Web. 21(3), 2020, 53-8.
6）仲村佳彦ほか. 救急外来におけるAccuSign®の有用性. 中毒研究. 25(3), 2012, 247-52.

12 感染症抗原検査

小松 守 JA北海道厚生連 帯広厚生病院 総合診療科・救急科

インフルエンザ抗原

基準値・病態識別値・パニック値

陰性。

検査でわかること

インフルエンザ感染症。

適応と検査のタイミング

上気道炎症状を主訴に来院した患者が適応となる。特に1～3月ごろの流行期に来院した患者や、非流行期でも流行地域への渡航歴のある患者がよい適応となる。

救急ではこう使う！

昨今、この検査の必要性が議論の的になっている。理由としてはインフルエンザ抗原検査の感度が低いことに加え、症状や身体所見、予測ルールから十分にインフルエンザの診断が可能なためである[1～3]。IDSAが2018年に発表したガイドラインでは、インフルエンザ検査は推奨されていない[4]。しかし日本では、まだ今後もインフルエンザ迅速検査を行う機会は存在すると思われる。

低い感度をカバーするために検査前確率を上げ、迅速検査陰性を偽陰性と判断できる知識は備えておきたい。また、検査を行う際には医療従事者の感染症曝露リスクがある。加えて、再検査を行うことは、患者に受診負担をかけ、医療従事者の曝露リスクをさらに上げるだけである。

臨床的意義

感度62.3％、特異度98.2％であり[3]、検査前確率が十分に高い患者では、陽性の結果をもって真の陽性と判断できる。また、3人に1人は偽陰性であるということを認識する必要がある。

あわせて必要な他の検査

インフルエンザ合併症リスクの高い患者が全身状態不良の際には、インフルエンザ関連肺炎などの合併症検索を行う[4]。

異常を示す主な疾患

インフルエンザ感染症。

検査値の解釈で注意すべきこと

検査感度が低下するのは、A型よりB型、小児より成人、鼻咽頭検体より咽頭検体、発症6〜12時間以内の病初期、あるいは5日以降、鼻汁が少ない場合、ワクチン接種者である[3]。

溶連菌抗原

基準値・病態識別値・パニック値

陰性。

検査でわかること

溶連菌の存在の有無。

適応と検査のタイミング

発熱＋咽頭痛を主訴に来院した患者が適応となる。

救急ではこう使う！

急性上気道炎の多くはウイルス感染であるが、細菌感染も一定数おり、そのなかでも最も重要な細菌は溶連菌である。典型的なウイルス性急性上気道炎は発熱に加えて、多臓器にわたる気道症状（鼻汁、咽頭痛、咳嗽）を起こすことが典型的であるが、咽頭痛のみを起こす場合には、細菌性上気道感染症（急性扁桃炎）を考える[5]。また、壊死性軟部組織感染症の創部検体に対する溶連菌確認にも使用されることがある。

臨床的意義

迅速検査の感度は70〜90％、特異度は90〜100％である[6〜9]。McIsaac score（マッカイザック スコア）（**表1**）[10]を参考に迅速検査施行の判断を行っている医師もいる。

表1　McIsaac score（文献10より作成）

項目	点数
>38℃の発熱	1点
咳嗽なし	1点
前頸部有痛性リンパ節腫脹	1点
扁桃腫脹もしくは滲出液	1点
年齢	3〜14歳：1点、15〜44歳：0点、45歳〜：−1点

［A群β溶連菌感染症の確率］〜0点：2〜3%、1点：4〜6%、2点：10〜12%、3点：27〜28%、4点〜：38〜63%

あわせて必要な他の検査

“killer sore throat”と呼ばれる、溶連菌性扁桃炎と類似した症状をきたす深部頸部感染症の評価目的に、身体所見やバイタルサインで“red flag sign”を確認し、造影CTも検討する。

異常を示す主な疾患

溶連菌感染症で陽性になる。死菌や保菌、口腔内常在菌でも偽陽性となる可能性がある[11]。

検査値の解釈で注意すべきこと

陽性・陰性で抗菌薬投与の是非を判断するものではない。咽頭炎に対する抗菌薬投与は、伝染性単核球症の皮疹、適正使用の問題があるためである。治療に直結しない本検査も、今後議論の的になり続けるだろう。海外ガイドラインにおいても迅速検査の推奨に関してはさまざまである[7、12〜14]。

肺炎球菌尿中抗原

基準値・病態識別値・パニック値

陰性。

検査でわかること

肺炎球菌感染症。

適応と検査のタイミング

肺炎患者が適応となる。「成人肺炎診療ガイドライン2017」では、市中肺炎診断において、全例に行うことを推奨している[15]。また、肺炎球菌性髄膜炎を疑った際に、直接髄液で検査することも可能である。

救急ではこう使う！

肺炎や髄膜炎の起炎菌同定目的に行う。

臨床的意義

検体中に存在する肺炎球菌莢膜抗原の断片を検出する検査である。検出感度以上になるのは発症3日程度経ってからともいわれる。抗菌薬が投与されていてもすぐには陰性にならないとされ、良質な喀痰が採取できない場合や抗菌薬がすでに投与されていて、喀痰グラム染色の信頼度が落ちている場合には特に推奨となる。検査の感度は70％前後であり、特異度は90％程度である[16、17]。

あわせて必要な他の検査

肺炎評価目的の胸部X線やCT検査を行う。肺炎と診断した場合には、血行性に髄膜炎を合併していないかを評価する。髄膜炎を考えた場合、神経診察や腰椎穿刺を検討する。

異常を示す主な疾患

肺炎球菌感染症の他に、共通抗原をもっている関係で、*Streptococcus mitis* group感染症でも偽陽性になることがある。また、一度肺炎球菌感染症に罹患すると1～3カ月陽性が持続するため、検査陽性になった際には既往を確認する[18)]。23価肺炎球菌ポリサッカライドワクチンを接種すると数日～5日程度、陽性になる報告もある[19、20)]。

検査値の解釈で注意すべきこと

グラム染色やこの迅速検査は、肺炎球菌性肺炎を診断し、抗菌薬をnarrowに選択するための検査である。

レジオネラ尿中抗原

基準値・病態識別値・パニック値

陰性。

検査でわかること

レジオネラ症。

適応と検査のタイミング

肺炎患者が適応となる。「成人肺炎診療ガイドライン2017」では、市中肺炎診断において、全例に行うことを推奨している[15)]。

救急ではこう使う！

重症度が高い、グラム染色で細菌が認められない、肺外症状が多い患者には必ず検査する。温泉や循環風呂に限らず、「水との接触」が病歴としてある場合、さらに検査前確率は上昇する。「成人肺炎診療ガイドライン2017」に記載されているスコアリングはレジオネラ肺炎を加味していないスコアリングであるので注意したい[15)]。抗菌薬が投与されていてもすぐには陰性にならず、良質な喀痰が採取できない場合や抗菌薬がすでに投与されていて、喀痰グラム染色の信頼度が落ちている場合には特に推奨になる。

検査は感度70～90％、特異度90～100％である[21)]。事前確率が高かった場合には、確定診断につながる。

臨床的意義

検出感度以上になるのは発症3日程度経ってからともいわれる。人に病原性を有するのは血清型の1型と6型であるが、尿中抗原検査で検出できるのは1型のみである。2019年2月から、すべての血清型（1〜15型）が検出できるリボテスト®レジオネラも使用可能になった。

あわせて必要な他の検査

細菌検査室に、ヒメネス染色での顕微鏡検査やB-CYEα寒天培地での培養を依頼する。

異常を示す主な疾患

レジオネラ肺炎、ポンティアック熱（非肺炎型レジオネラ感染症）。

検査値の解釈で注意すべきこと

レジオネラ症は4類感染症に分類され、ただちに届け出ることが定められている。集団感染を防ぐための環境調査介入が必要であり、必ず届け出る。

引用・参考文献

1）Ebell, MH. et al. A systematic review of the history and physical examination to diagnose influenza. J Am Board Fam Pract. 17（1）, 2004, 1-5.
2）Ebell, MH. et al. Development and validation of a clinical decision rule for the diagnosis of influenza. J Am Board Fam Med. 25（1）, 2012, 55-62.
3）Chartrand, C. et al. Accuracy of rapid influenza diagnostic tests：A meta-analysis. Ann Intern Med. 156（7）, 2012, 500-11.
4）Uyeki, TM. et al. Clinical Practice Guidelines by the Infectious Diseases Society of America：2018 Update on Diagnosis, Treatment, Chemoprophylaxis, and Institutional Outbreak Management of Seasonal Influenza. Clin Infect Dis. 68（6）, 2019, 895-902.
5）Heikkinen, T. et al. The common cold. Lancet. 361（9351）, 2003, 51-9.
6）Tanz, RR. et al. Performance of a rapid antigen-detection test and throat culture in community pediatric offices：Implications for management of pharyngitis. Pediatrics. 23（2）, 2009, 437-44.
7）Shulman, ST. et al. Clinical practice guideline for the diagnosis and management of group a streptococcal pharyngitis：2012 update by the infectious diseases society of America. Clin Infect Dis. 55（10）, 2012, e86-102.
8）Nakhoul, GN. et al. Management of adults with acute streptococcal pharyngitis：Minimal value for backup strep testing and overuse of antibiotics. J Gen Intern Med. 28（6）, 2013, 830-4.
9）Gieseker, KE. et al. Comparison of two rapid Streptococcus pyogenes diagnostic tests with a rigorous culture standard. Pediatr Infect Dis J. 21（10）, 2002, 922-6.
10）McIsaac, WJ. et al. A clinical score to reduce unnecessary antibiotic use in patients with sore throat. CMAJ. 158（1）, 1998, 75-83.
11）光野典子ほか. A群レンサ球菌迅速診断キットの基礎的検討—*Streptococcus pyogenes*およびA群多糖体抗原を有するその他の*Streptococcus* spp.を対象として—. 感染症学雑誌. 80（6）, 2006, 665-73.
12）Gerber, MA. et al. Prevention of rheumatic fever and diagnosis and treatment of acute streptococcal pharyngitis：A scientific statement from the American Heart Association Rheumatic Fever, Endocarditis, and Kawasaki Disease Committee of the Council on Cardiovascular Disease in the Young, the Interdisciplinary Council on Functional Genomics and Translational Biology, and the Interdisciplinary Council on Quality of Care and Outcomes Research：endorsed by the American Academy of Pediatrics. Circulation. 119（11）, 2009, 1541-51.
13）Harris, AM. et al. Appropriate antibiotic use for acute respiratory tract infection in adults：Advice for high-value care from the American college of physicians and the centers for disease control and prevention. Ann Intern Med. 164（6）, 2016, 425-34.
14）ESCMID Sore Throat Guideline Group. Guideline for the management of acute sore throat. Clin Microbiol Infect. 18（Suppl 1）, 2012, 1-28.
15）日本呼吸器学会編. 成人肺炎診療ガイドライン2017. 東京, 日本呼吸器学会, 2017.
16）Sordé, R. et al. Current and potential usefulness of pneumococcal urinary antigen detection in hospitalized patients with community-acquired pneumonia to guide antimicrobial therapy. Arch Intern Med. 171（2）, 2011, 166-72.
17）Kobashi, Y. et al. Evaluating the use of a Streptococcus pneumoniae urinary antigen detection kit for the management of community-acquired pneumonia in Japan. Respiration. 74（4）, 2007, 387-93.
18）吉田佳成子ほか. 肺炎球菌尿中抗原検出キットを用いた尿中抗原陽性持続期間についての検討. 日本呼吸器学会誌. 41（8）, 2003, 521-5.
19）Priner, M. et al. Might Streptococcus pneumoniae urinary antigen test be positive because of pneumococcal vaccine? J Am Geriatr Soc. 56（1）, 2008, 170-1.
20）Vázquez, EG. et al. Assessment of a commercial rapid urinary antigen test to detect Streptococcus pneumoniae in patients who received 23 - valent pneumococcal polysaccharide vaccine. Eur J Clin Microbiol Infect Dis. 23（12）, 2004, 927-9.
21）Mercante, JW. et al. Current and emerging legionella diagnostics for laboratory and outbreak investigations. Clin Microbiol Rev. 28（1）, 2015, 95-133.

13 髄液検査

水野雄太 前橋赤十字病院 高度救命救急センター
集中治療科・救急科

細胞数、分画、糖など

基準値・病態識別値・パニック値

表1[1,2]に髄液検査項目の基準値、および各種髄膜炎でみられる所見を示す。

表1 髄液基準値および各種髄膜炎の鑑別（文献1、2より作成）

髄液項目	基準値	細菌性	ウイルス性	結核性
外観	無色透明	混濁～膿性	無色透明	日光微塵
初圧（mmH_2O）	50～180	>180	<180	>180
細胞数（/mm^3）	≦5	1,000～5,000	100～1,000	25～500
多核球比率（%）	0	≧80	0	<50
蛋白（mg/dL）	≦45	100～500	50～100	>50
糖（mg/dL）	45～80	≦40	正常域	≦40
髄液糖/血糖比	0.6	<0.4	>0.6	<0.5

検査でわかること

正常髄液の外観は無色透明であり、血性、キサントクロミー（黄色調）、混濁などを呈する場合は異常所見とみなす。初圧の上昇は細菌性髄膜炎のほか、頭蓋内占拠性病変などでみられ、低下は脱水、髄液漏、低髄圧症候群でみられる。蛋白は炎症、出血、腫瘍、代謝性疾患、脱髄性疾患などで上昇する。Guillain-Barre（ギラン・バレー）症候群では、細胞数が正常にもかかわらず、蛋白の上昇を認める蛋白細胞解離が特徴的である。

適応と検査のタイミング

救急領域における髄液検査の主な適応は、髄膜炎、脳炎、Guillain-Barre症候群などの炎症性疾患の診断および鑑別である。発熱および意識障害、頭痛などの中枢神経症状や髄膜刺激徴候を認める場合には積極的に髄液検査を行うべきである。

救急ではこう使う！

病歴や症状から、髄膜炎が鑑別疾患として頭をよぎった場合や、くも膜下出血が疑われるにもかかわらず、画像所見が乏しい場合には、髄液検査でキサントクロミーを確認する方法がある。

臨床的意義

髄液検査は、細菌性髄膜炎の確定診断ができる唯一の検査である。他の病原体による髄膜炎の鑑別や中枢神経系疾患の鑑別に必須の検査である。

あわせて必要な他の検査

髄液検査を行う前に頭部CTで頭蓋内圧亢進所見の有無を確認する。中枢神経感染症では、感染病原体の同定のため、グラム染色、培養検査、抗原検索、PCR検査などを追加する。

異常を示す主な疾患

各種髄膜炎、脳炎などの中枢神経感染症。Guillain-Barre症候群、多発性硬化症などの脱髄疾患。軽微なくも膜下出血。

検査値の解釈で注意すべきこと

ウイルス性髄膜炎でも発症後48時間は好中球優位となりうる。髄液中の糖は血糖のおよそ1/2〜2/3が正常であり、髄液糖の絶対値が正常域であっても、高血糖患者の場合には異常と解釈すべき場合がある。そのため絶対値よりも髄液糖 / 血糖の比率が診断に有用とされている。

引用・参考文献

1）細菌性髄膜炎診療ガイドライン作成委員会編. "細菌性髄膜炎の検査". 細菌性髄膜炎診療ガイドライン2014. 東京, 南江堂, 2015, 50-7.

2）Roos, KL. et al. eds. Handbook of Clinical Neurology. Vol. 96, 3rd series, Bacterial Infections, 2010, 37.

14 細菌学的検査

蓮池俊和　神戸市立医療センター中央市民病院 総合内科・感染症科 医長

喀痰培養とグラム染色

基準値・病態識別値・パニック値

基準値：肺炎の原因菌が含まれていなければ、口腔内や咽頭の常在菌のみ発育する。

抗酸菌塗抹検査（チール・ネルゼン染色）で菌体を認めた場合（**図1**）は、肺結核か非結核性抗酸菌症かの判断がつくまでは空気予防策が必要である。

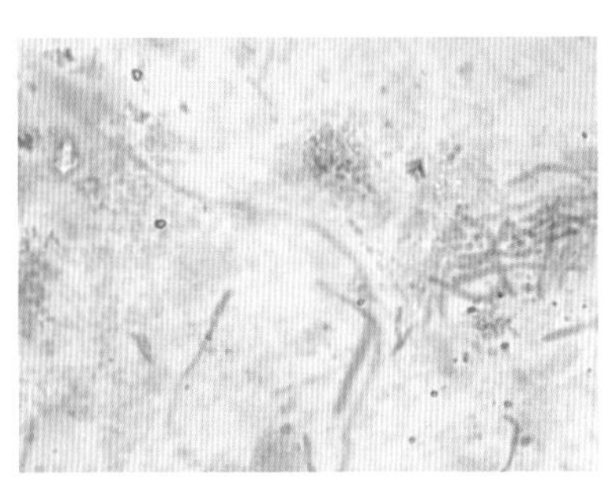

図1　結核菌（チール・ネルゼン染色）

検査でわかること

肺炎の原因菌の同定と薬剤感受性。薬剤耐性菌の保菌状況。

適応と検査のタイミング

臨床的に肺炎を疑うとき。

救急ではこう使う！

検体が唾液のみで喀痰の成分が含まれていない場合は、再度採取を依頼する（**表1**）。グラム染色を行うと迅速に原因菌が推測でき、抗菌薬の選択に役立つ（**図2**）。肺結核を疑う場合は陰圧室に隔離する（空気予防策）。3回の喀痰抗酸菌塗抹検査が陰性であれば排菌結核は除外される。

表1　喀痰の肉眼的品質評価（Miller & Jonesの分類）

M1	唾液、完全な粘性痰
M2	粘性痰の中に膿性痰が少量含まれる
P1	膿性痰で膿性部分が1/3以下
P2	膿性痰で膿性部分が1/3～2/3
P3	膿性痰で膿性部分が2/3以上

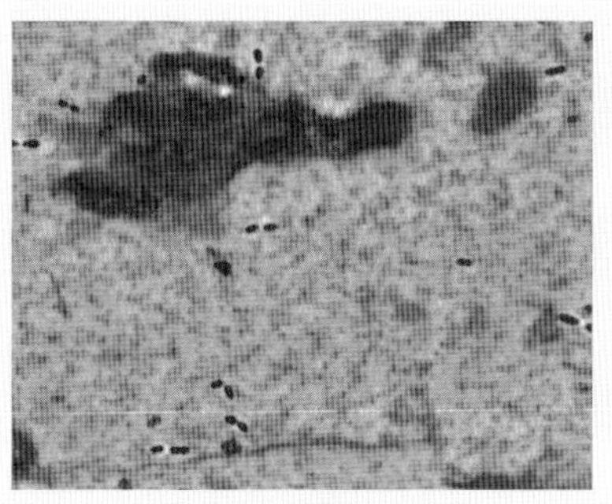

図2　市中肺炎患者の喀痰のグラム染色
莢膜を有するグラム陽性双球菌。特徴的な形態から *S. pneumoniae* と推測できる。

臨床的意義

肺炎の原因菌を同定し、薬剤感受性検査から適切な抗菌薬に変更できる。薬剤耐性菌が検出された場合は耐性菌の保菌者であることがわかり、感染管理的な意義がある。

あわせて必要な他の検査

重症の場合は抗菌薬開始前に血液培養も採取する。

異常を示す主な疾患

細菌性肺炎、肺結核。

検査値の解釈で注意すべきこと

喀痰は無菌検体ではないので、発育した菌に病原性があるかどうかは臨床的に判断する必要がある。Gecklerの分類（**表2**）でグループ4、5の検体が肺炎の原因菌評価に適した検体である。

表2　Gecklerの分類

分類	細胞数/1視野（100倍検鏡）	
	白血球数	扁平上皮細胞数
1	<10	>25
2	10～25	>25
3	>25	>25
4	>25	10～25
5	>25	<10
6	<25	<25

尿培養とグラム染色

基準値・病態識別値・パニック値

基準値：培養で菌の発育なし。グラム染色で菌体なし。

検査でわかること

尿路感染症の診断。原因菌の同定と薬剤感受性。薬剤耐性菌の保菌状況。

適応と検査のタイミング

臨床的に尿路感染症を疑うとき。

救急ではこう使う！

培養でコロニーが形成されるまでには24時間程度を要するため、救急外来ではグラム染色を活用する。菌量の多寡や白血球の有無が診断の参考所見となる。菌の形態から菌種をある程度推測でき、抗菌薬の選択に役立つ（**図3**）。

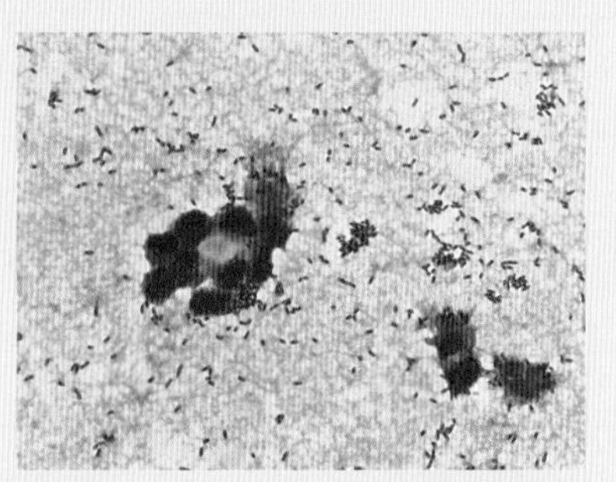

図3　急性腎盂腎炎患者の尿のグラム染色
白血球と多数のグラム陰性桿菌（*Escherichia coli*）を認める。

臨床的意義

尿路感染症の原因菌を同定し、薬剤感受性検査から適切な抗菌薬に変更できる。薬剤耐性菌が検出された場合は耐性菌の保菌者であることがわかり、感染管理的な意義がある。

あわせて必要な他の検査

尿定性検査、尿沈渣検査。白血球、亜硝酸塩、細菌尿の有無が診断の参考所見となる。

異常を示す主な疾患

急性腎盂腎炎、前立腺炎、膀胱炎、淋菌性尿道炎、無症候性細菌尿。

検査値の解釈で注意すべきこと

尿は基本的には無菌だが、高齢者においては臨床症状のない細菌尿（無症候性細菌尿）が珍しくない。尿培養陽性＝尿路感染症ではなく、尿路感染症の診断に除外診断が必要なケースは多い。

血液培養とグラム染色

基準値・病態識別値・パニック値

基準値：血液培養ボトルで菌の発育なし。

検査でわかること

血液中に菌がいるかどうか（菌血症の有無）。原因菌の同定と薬剤感受性。

適応と検査のタイミング

発熱の有無にかかわらず、菌血症を疑うとき（悪寒戦慄、低体温、頻呼吸、意識障害、原因不明の炎症反応上昇など）に採取する。感染臓器がすでに明らかな場合も、血液培養のみで原因菌が明らかになる場合が多々ある。静注抗菌薬を投与するような重症感染症を疑う場合は採取を考慮する。

救急ではこう使う！

抗菌薬開始前に必ず2セット採取する。コンタミネーションの確率を下げるために施設で定められた採取手技を遵守する。血液培養を採取して帰宅した患者に菌血症が判明した場合は、必ず安否を確認する。

臨床的意義

血液は本来無菌なので、菌が検出されれば、それが感染症の原因微生物であると判断できる。菌名と薬剤感受性に基づいて適切な抗菌薬を選択できる。

あわせて必要な他の検査

感染臓器を特定するための問診、病歴聴取、画像検査。感染臓器に応じた培養採取（例えば、肺炎なら喀痰培養）。血液培養ボトルに菌が発育すれば、ただちにグラム染色を実施する。菌の形態から菌名の推測と抗菌薬の選択が可能である（**図4**）。

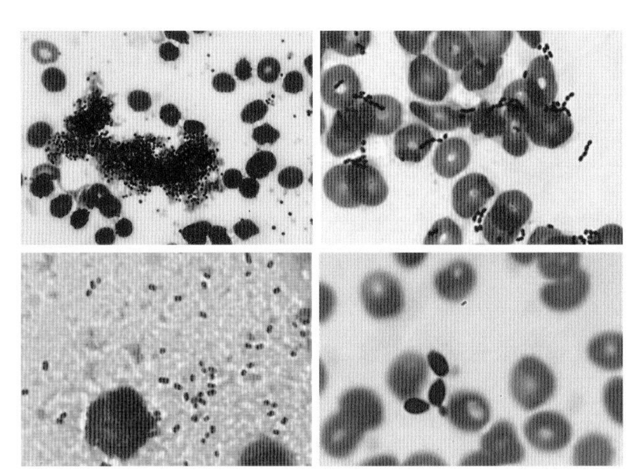

図4　菌が発育した血液培養ボトルのグラム染色所見
左上：*S. aureus*、右上：*S. oralis*、左下：*Escherichia coli*、右下：*Candida albicans*。

異常を示す主な疾患

感染性心内膜炎、感染性大動脈瘤、カテーテル関連血流感染症などの血流感染症。急性腎盂腎炎や急性胆管炎は感染臓器から菌が血中に入り、菌血症を合併しやすい。

検査値の解釈で注意すべきこと

2セット中1セットからの発育でも、*Staphylococcus aureus*、グラム陰性桿菌、*Candida*属などは真の菌血症と判断する。*S. epidermidis*などコアグラーゼ陰性ブドウ球菌が2セット中1セットから発育すれば、ほとんどの場合でコンタミネーションである。

髄液培養とグラム染色

基準値・病態識別値・パニック値

基準値：菌の発育なし。グラム染色で菌体なし。

検査でわかること

細菌性髄膜炎の診断。原因菌の同定と薬剤感受性。

適応と検査のタイミング

臨床的に細菌性髄膜炎を疑うとき。

救急ではこう使う！

細菌性髄膜炎は抗菌薬開始の遅れが予後に影響する。細菌性髄膜炎を疑った場合は最小限の病歴を聴取し、ただちに腰椎穿刺を行う。腰椎穿刺の実施に時間がかかる場合や、先に頭部CTを撮影する場合は、血液培養のみを採取して抗菌薬を開始する[1]。グラム染色で菌体が確認されれば培養結果を待たずに細菌性髄膜炎の診断が得られ、同時に原因菌の推定もできる（**図5**）。

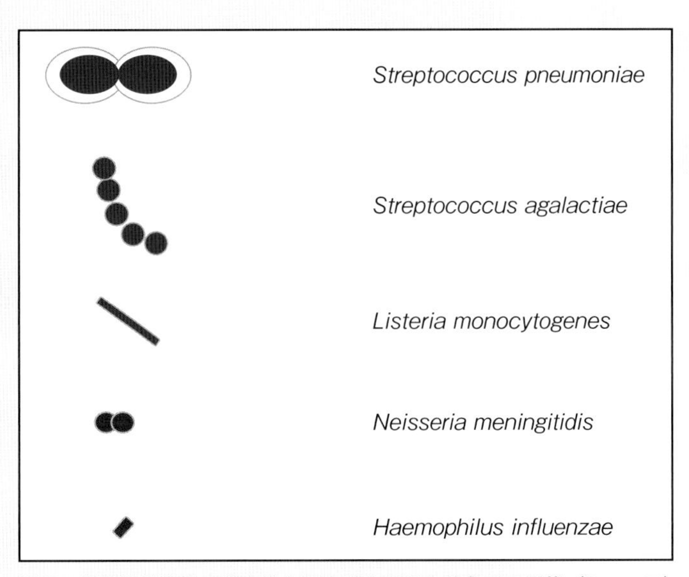

図5　細菌性髄膜炎の代表的な原因菌とグラム染色での形態（シェーマ）

臨床的意義

髄液は無菌検体のため、菌が発育すれば髄膜炎の確定診断となるが、培養結果を待ってマネジメントを決めることはない。

あわせて必要な他の検査

髄液検査（初圧、細胞数、蛋白、糖）。細菌性髄膜炎を疑う場合は必ず血液培養を提出する。70％程度の患者で血液培養が陽性となり、原因菌の同定と抗菌薬選択に役立つ[2,3]。

異常を示す主な疾患

細菌性髄膜炎。

検査値の解釈で注意すべきこと

　髄液培養が陰性でも、髄液細胞数の増多があり、血液培養から細菌性髄膜炎の代表的な微生物が発育すれば細菌性髄膜炎と診断できる。

引用・参考文献

1）Tunkel, AR. et al. Practice guidelines for the management of bacterial meningitis. Clin Infect Dis. 39(9), 2004, 1267-84.
2）van de Beek, D. et al. Clinical features and prognostic factors in adults with bacterial meningitis. N Engl J Med. 351(18), 2004, 1849-59.
3）Bijlsma, MW. et al. Community-acquired bacterial meningitis in adults in the Netherlands, 2006-14：a prospective cohort study. Lancet Infect Dis. 16(3), 2016, 339-47.

15 輸血検査

土方利之　板橋中央総合病院 救急科 医長

血液型検査、不規則抗体検査、交差適合検査

輸血が必要な患者（Hb〔ヘモグロビン〕<6〜7 g/dL以下[1]）に安全に輸血を行うために、以下の検査が必要である。

- ABO型とRh型を決定するための検査
- 予期しない抗赤血球抗体（不規則抗体）が存在するか否かの検査
- 患者の血液と提供者の血液に互換性があるかの検査（交差適合検査）

ABO型血液検査

血液型は血球の検査と血清の検査によって決定される。ABO血液型の分類を**表1**に示す。

表1　ABO血液型の分類

血液型	血球の抗原	血清の抗体
A型	A抗原	抗B抗体
B型	B抗原	抗A抗体
O型	どちらもなし	抗A抗体、抗B抗体
AB型	A抗原、B抗原	どちらもなし

Rh型血液検査

1940年に人の赤血球にはアカゲザルと共通の血液型抗原があることが発見され、この抗原の有無によって分ける血液型をRh型とした。

不規則抗体検査

抗A抗体、抗B抗体以外の抗体を不規則抗体と表現する。不規則抗体は輸血や妊娠などが原因で体内産生される。検査で陰性が確認されればABO、Rh型適合輸血を安全に行うことが可能になる。

交差適合検査

血液型の決定、不規則抗体のスクリーニングが終了した後に行われる。通常は患者の血清と提供される赤血球を混ぜ合わせることで凝集反応をみる。凝集がみられなければ輸血可能である。

〈緊急時の輸血〉

緊急で輸血が必要な際には上記の検査を行う時間がないため、O型・Rh陰性の血液を使用する。その際にも輸血する前に患者から血液を採取し、緊急輸血と並行して上記の検査を行い、結果が出次第、適合した輸血を行う。

引用・参考文献

1）Carson, JL. et al. Indications and hemoglobin thresholds for red blood cell transfusion in the adult. UpToDate.

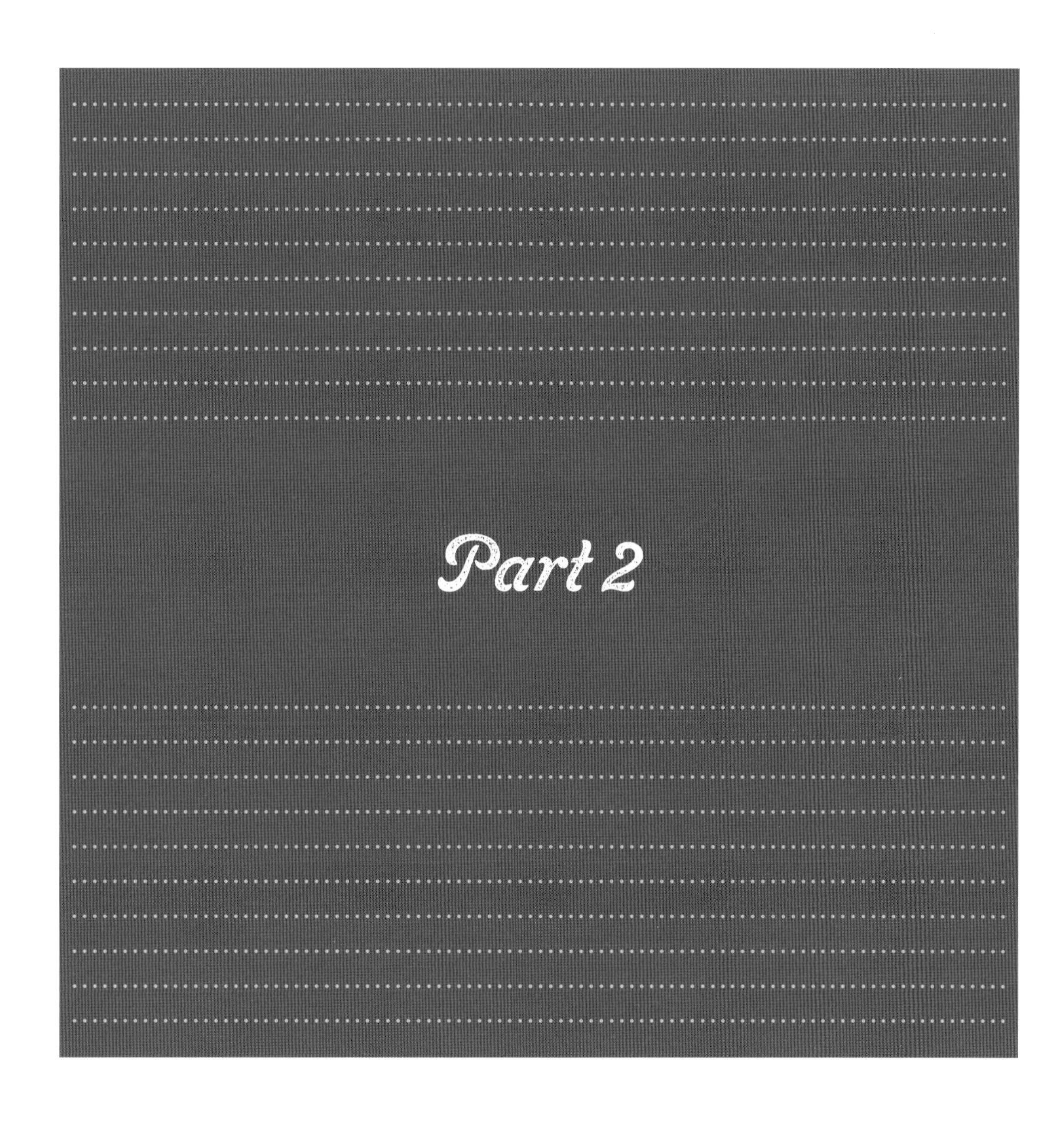

検査値
ケーススタディ

1 頭痛

岡島真里　埼玉石心会病院 腎臓内科 医長

CASE

31歳、女性

現病歴	数日前から頭痛・嘔気があり、近医受診し頭部CTを施行したが異常指摘はなかった。その後も症状改善なく、近医耳鼻科を受診するも原因はわからなかった。また経口摂取ができないため近医内科で補液を行った。頭痛・嘔気が増悪傾向のため救急要請し当院へ搬送となった。
既往歴/内服薬	子宮内膜症、貧血。低用量ピル。
バイタルサイン	意識清明、血圧105/71 mmHg、心拍数69回/min、SpO_2 96％(room air)、呼吸数17回/min、体温37.1℃。
身体所見	頭痛あり、嘔気あり、その他の神経学的異常所見なし、歩行可能。

診断のプロセスと必要な検査

原因検索のため、まずは頭部単純CTを撮像

頭痛患者が救急搬送された場合には、まず意識状態、神経症状、バイタルサイン【→Part 1-1】を確認します。意識障害や麻痺、痙攣などがある場合にはそれらへの対応と並行して、速やかに頭部単純CTを行います。意識清明で明らかな麻痺や痙攣がない場合には、その頭痛の特徴に関する詳細な問診と神経診察を行います。突然の頭痛、今までに経験したことのない頭痛、いつもと様子の違う頭痛、頻度と程度が増していく頭痛、神経所見の異常、精神症状、発熱、項部硬直、髄膜刺激徴候の有無に注意し、これらが一つでもあれば頭部単純CTを行います。

検査結果とその解釈

静脈洞血栓症を疑い血液検査を施行

頭部単純CTでは頭蓋内出血や明らかな脳梗塞は認めませんでしたが、右横静脈洞に高吸収域を認めました（**図1**）。頭痛・嘔気が続いていること、頭部単純CTでの右横静脈洞の高吸収域から、静脈洞血栓症を疑いました。そのため血算、生化学、Dダイマーを含んだ凝固

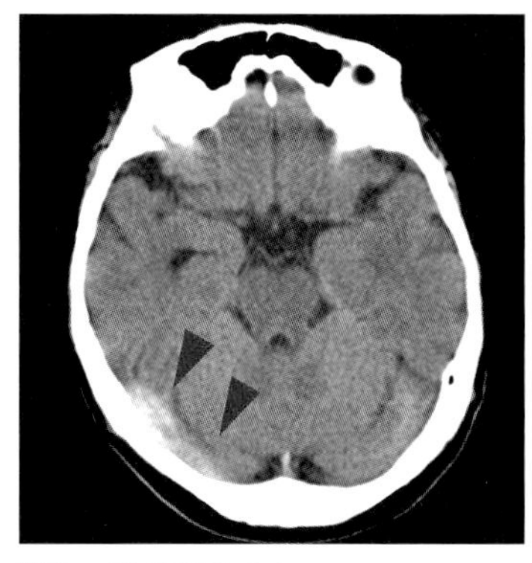
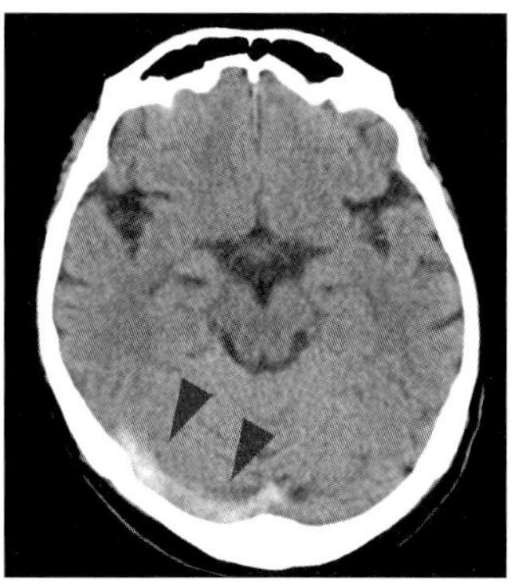

図1　頭部単純CT
右横静脈洞に高吸収域を認める（▼）。

表1　血液検査の結果

WBC	6,700/μL	Cr	0.44 mg/dL
Hb	9.9 g/dL	Na	139 mEq/L
PLT	33.5×10^4/μL	K	3.7 mEq/L
TP	8.2 g/dL	Cl	103 mEq/L
Alb	3.5 g/dL	CK	55 U/L
T-Bil	0.4 mg/dL	血糖	94 mg/dL
AST	17 U/L	CRP	1.88 mg/dL
ALT	7 U/L	PT-INR	1.07
ALP	202 U/L	APTT	36.7秒
γ-GTP	24 U/L	FDP	3.6 μg/mL
LDH	139 U/L	Dダイマー	1.2 μg/mL
BUN	7 mg/dL		

系の血液検査を行いました。

血液検査の結果は**表1**の通りで、貧血とDダイマーの上昇を認めました。

血液検査でのDダイマー高値も含め、さらに強く静脈洞血栓症を疑いました。なお、静脈洞血栓症に伴う梗塞巣などの評価のため頭部MRIを行いましたが、急性期脳梗塞は認めませんでした。その後、MR venography（MRV）（**図2**）とCT venography（CTV）を行い、右横静脈洞血栓症の診断に至りました。

静脈洞血栓症の症状は、頭蓋内圧亢進による症状（頭痛、嘔気、乳頭浮腫、複視）と局所脳障害による症状（片麻痺、失語、感覚障害、精神症状、痙攣）が挙げられます。頭蓋内圧亢進症状では、頭痛が最も多く認められる症状で約90％に存在するとされています[1)]。

頭部単純CTで横静脈洞の高吸収域はdense vein signと呼ばれ、横静脈洞の血栓を現すとされています。また、Dダイマーは陰性の場合でも静脈洞血栓症の否定はできませんが、陽

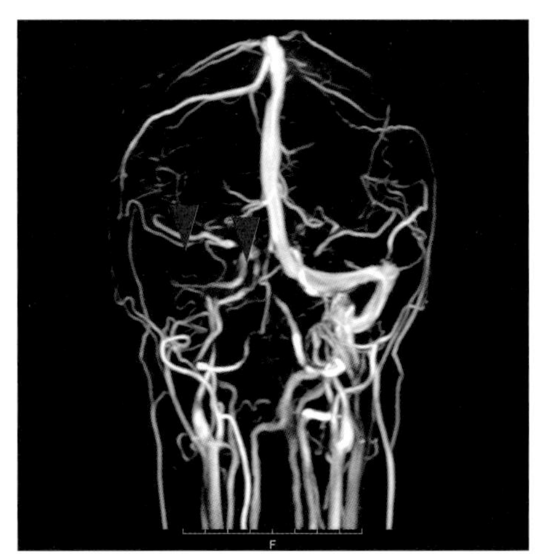

図2　頭部MRV
右横静脈洞の信号欠損を認める（▼）。

性の場合には静脈洞血栓症の診断の一助となります[2, 3]。

確定診断のためにはMRVやCTV、また必要に応じて脳血管撮影を行うことが必要です。なお、静脈洞血栓症のリスクファクターとして、遺伝性血栓性素因（アンチトロンビンⅢ欠乏症、プロテインS欠乏症、プロテインC欠乏症、第5凝固因子Leiden遺伝子変異、プロトロンビンG20210A遺伝子異常）、後天性血栓性素因（外科手術、外傷、妊娠、産褥、抗リン脂質抗体症候群、鉄欠乏性貧血、経口避妊薬など）が報告されており[4]、これらの有無の確認が必要です。

本症例は、低用量ピルを内服していたことが静脈洞血栓症のリスクファクターとして挙げられました。

「頭痛」へのアプローチ

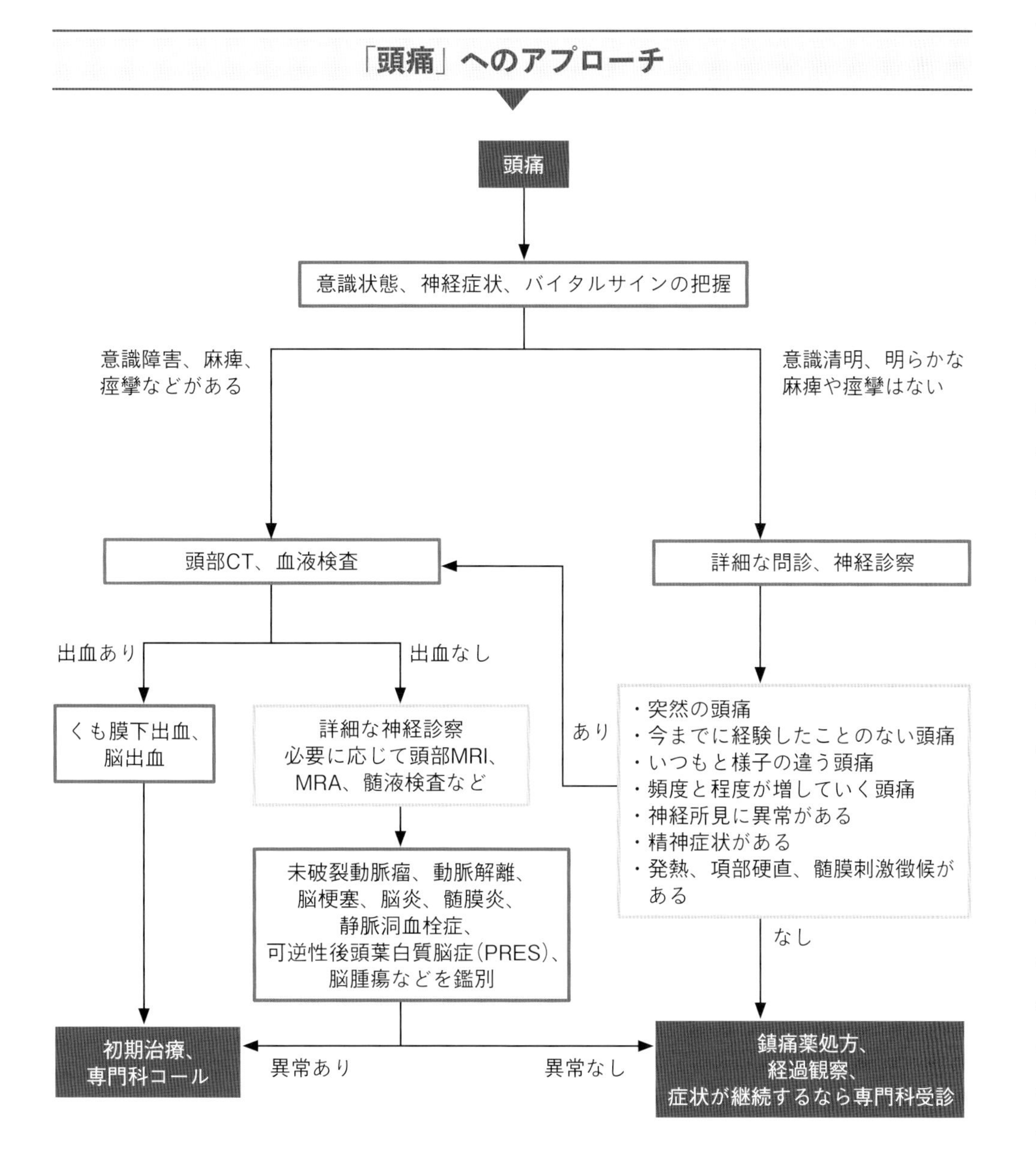

引用・参考文献

1）Ferro, JM. et al. Prognosis of cerebral vein and dural sinus thrombosis：results of the International Study on Cerebral vein and Dural Sinus Thrombosis（ISCVT）. Stroke. 35（3）, 2004, 664-70.
2）Dentali, F. et al. D-dimer testing in the diagnosis of cerebral vein thrombosis：a systematic review and a meta-analysis of the literature. J Thromb Haemost. 10（4）, 2012, 582-9.
3）Meng, R. et al. Evaluation of plasma D－dimer plus fibrinogen in predicting acute CVST. Int J Stroke. 9（2）, 2014, 166-73.
4）新堂晃大ほか. 脳静脈洞血栓症. 日本血栓止血学会誌. 25（3）, 2014, 399-403.

2 意識障害

菊川哲英 厚生連高岡病院 救急科 部長

CASE

82歳、男性

現病歴 来院前日にショートステイのため施設へ入所した。入所翌朝、起床時間となったため施設職員が訪室したが、ベッド上で反応が悪い状態であったことから救急要請となった。就寝前は入所時と変わりない様子であったという。

既往歴 認知症、高血圧、糖尿病。施設からかかりつけ医へ救急搬送となった旨が連絡されており、詳細な診療情報については追って紹介状が届く予定であるとのこと。

現症 意識レベルJCS 200、GCS E1V2M4。痛み刺激でうなり声あり。四肢の痛み刺激で逃避行動あり（明らかな左右差なし）。いびきをかいているが、気道は開通している。眼位正中、瞳孔2.5 mm/2.5 mm、対光反射＋/＋。血圧142/64 mmHg、心拍数68回/min・整、呼吸数20回/min、SpO_2 96％（room air）、体温36.7℃。

診断のプロセスと必要な検査

ABCを評価→AIUEOTIPSで鑑別

意識障害へのアプローチはp.101のフローチャートのようになります。意識障害の診療においても、まずはABC（気道・呼吸・循環）を評価し、異常があればその介入が優先されます。ABCに異常があれば、ただちに安定化のための治療や処置（例：気道閉塞があれば気道確保）を行ったうえで、検査を行います。

意識障害の原因疾患は多岐にわたりますが、主要な鑑別疾患を覚えやすいように分類・整理したものとして**表1**に示すAIUEOTIPS（アイウエオチップス）があります[1)]。これらの疾患を考えながら検査を進めていきます。

血糖値の異常は迅速に検査・介入ができるため、診療の初期段階で行います。簡易血糖測定器によりベッドサイドで測定が可能です。低血糖を認めれば、迅速に補正を行います。血液検査は一般的な項目として血算【→Part 1-3】や生化学検査【→Part 1-5～7】をオーダーします。その他の項目は病歴確認や身体診察を行いながら追加し、できるだけ過不足のない

表1　AIUEOTIPSと診断のために考慮する検査（文献1より改変）

		疾患・病態	診断のために考慮する検査
A	alcoholism	急性アルコール中毒	生化学検査、ビタミンB_1、頭部CT
I	insulin	糖尿病昏睡（糖尿病ケトアシドーシス、高浸透圧非ケトン性昏睡）、低血糖	血糖測定、動脈血ガス分析、血漿浸透圧
U	uremia	尿毒症	生化学検査、検尿、胸部X線
E	encephalopathy	高血圧性脳症、肝性脳症、Wernicke脳症	生化学検査、頭部MRI、アンモニア
	endocrinology	甲状腺クリーゼ、副腎クリーゼ	ホルモン値測定
	electrolyte	低ナトリウム血症	生化学検査
O	overdose	睡眠薬、鎮静薬、麻薬	尿中乱用薬物検査キット
	oxygen	呼吸不全	血液ガス分析
T	trauma	脳振盪やびまん性軸索損傷などの頭部外傷、硬膜下出血、硬膜外出血	頭部CT
	temperature	低体温、熱中症	生化学検査、凝固検査
I	infection	髄膜炎、脳炎、脳膿瘍、敗血症、結核、梅毒、高齢者の肺炎、インフルエンザ	髄液検査、頭部MRI、胸部X線、抗体簡易検査
P	psychiatric	解離性障害、うつ状態、統合失調症	
S	stroke	脳梗塞、脳出血、くも膜下出血	頭部CT、頭部MRI
	shock	循環血液量減少、心拍出量低下、敗血症性ショック、低血圧	生化学検査、循環動態モニター
	seizure	てんかん、痙攣重積、非痙攣性重積	頭部CT、脳波、持続脳波モニタリング
	syncope	洞不全症候群、不整脈、血管迷走神経性失神など	12誘導心電図、胸部X線、心エコー、胸部造影CT

検査を行うようにします（肝疾患が疑われる場合はアンモニア、栄養状態が不良であればビタミン、内分泌疾患が疑われればホルモンの検査項目追加など）。

ガス交換や酸塩基平衡の異常の検索が必要な場合は血液ガス分析【→Part 1-2】を行います。近年の血液ガス分析装置では血糖や電解質、Hb（ヘモグロビン）、乳酸、Cr（クレアチニン）などの検索も比較的短時間ででき、そういった点でも有用性が高いです。

器質性脳障害が否定できない場合は、頭部CT、MRIといった画像検査も必要となります。その他、発熱や髄膜刺激徴候などがあれば髄液検査【→Part 1-13】、薬毒物中毒が否定できない場合は薬毒物検査【→Part 1-11】などを行います。

AIUEOTIPSで主要な鑑別疾患を思い浮かべながら病歴確認、身体診察を行い、鑑別疾患のなかでも緊急度の高い疾患、特に疑う疾患をまず検索していくように検査の優先順位をつけていくとスムーズに診療できると思います。

検査結果とその解釈

結果からは異常は認められないが……

提示した症例をフローチャートに沿ってみていきます。まずABCの評価について、いびきをかいているものの気道は開通しており、ABCへの緊急介入は要さないと考えられ、診察、検査を進めることにしました。静脈路確保を行いつつ、簡易血糖測定および血液検査を行いました。血糖値は102 mg/dLで低血糖はありませんでした。血液検査項目としては血算、生化学検査をまずオーダーしました。施設内は空調がきいた状態であったとのこと。また、嗜好品の提供はされていないようでした。体温異常やアルコールの影響による意識障害は否定的です。

初期検査で提出した血液検査の結果は**表2**の通りでした。これにより電解質異常や尿毒症、肝疾患は否定的です。

器質的異常の検索のため頭部CTを施行しましたが、若干の脳萎縮を認める他は大きな異常を認めませんでした。

診療情報提供書で睡眠薬の処方が判明

ここまでの検査では原因がはっきりせず、発症後時間の経っていない脳梗塞などの検索のため「頭部MRIも検討するか？」などと考えていたところ、かかりつけ医から診療情報提供書が到着しました。認知症、高血圧、糖尿病に対する薬剤のほか、熟睡できていないという訴えがありベンゾジアゼピン系の睡眠薬を処方されていたとのこと。ベンゾジアゼピン受容体作動薬はよく用いられている薬剤ですが、高齢者はベンゾジアゼピン系薬剤の感受性が高まり代謝・排泄も遅延するため、副作用が現れやすいとされています[2)]。

そこで、ベンゾジアゼピン受容体拮抗薬のフルマゼニルを投与したところパッと覚醒され、「ここはどこや？」「施設にしばらく泊まりに来とったと思うがやけど」と発語がありました。

以上から、本症例の病態は薬物作用によるもの（ベンゾジアゼピン受容体作動薬の副作用による過鎮静）と診断しました。薬毒物中毒の検査用キットとしてはトライエージ®や

表2　血液検査の結果（初期検査時）

項目	結果	項目	結果
Na	140 mEq/L	AST	24 U/L
K	4.0 mEq/L	ALT	18 U/L
Cl	101 mEq/L	WBC	4,800/μL
Ca	8.2 mg/dL	Hb	12.6 g/dL
Mg	2.2 mg/dL	PLT	14.1×10^4/μL
BUN	17.2 mg/dL	CRP	0.2 mg/dL
Cr	0.76 mg/dL		

SIGNIFY™ ERなどが有用ですが、ベンゾジアゼピン系薬剤の種類によっては検出できないなどの注意点があり、病歴とあわせて総合的に判断する必要があります。

施設から連絡を受け来院された娘さんも同席され状況を説明しました。フルマゼニルの効果がきれてきた際に、再度睡眠薬の鎮静作用が出る可能性についても話しました。施設への帰り道や施設に戻ったあとは家族や施設職員でしっかりと観察が可能であることが確認できたため、施設へ戻って経過をみることとなりました。当院で作成したかかりつけ医への返書を持って施設への帰り道で受診し、非ベンゾジアゼピン系睡眠薬へ薬剤変更が行われました。

「意識障害」へのアプローチ

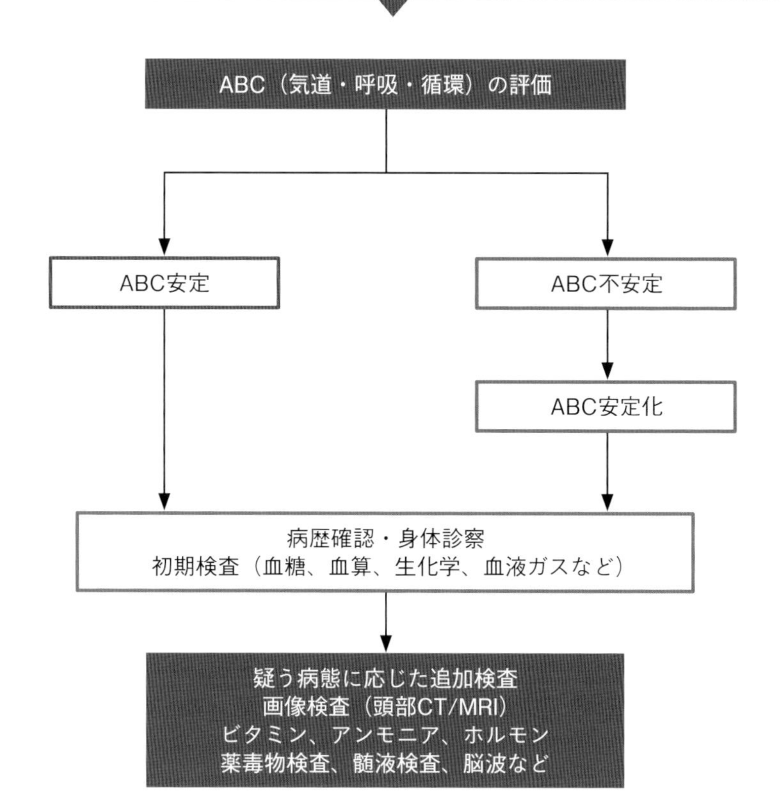

引用・参考文献

1）日本救急医学会指導医・専門医制度委員会ほか編."Ⅶ章 救急症候に対する診療 1. 意識障害". 救急診療指針. 日本救急医学会監. 改訂第5版. 東京, へるす出版, 2018, 261-4.

2）日本老年医学会ほか編. "神経疾患（認知症, パーキンソン病）". 高齢者の安全な薬物療法ガイドライン2015, 東京, メジカルビュー社, 2015, 45.

3）竹下仁ほか. 意識障害における救急検査のあり方. 生物試料分析. 40（4）, 2017, 206-14.

3 失神

白戸康介 相澤病院 救急科 医長

CASE

45歳、男性

現病歴	子どもの運動会で徒競走中、卒倒。意識を失っていたため救急要請され、救急外来へ搬送。10秒間ほどで意識は改善。意識改善後に胸痛の訴えあり。
既往歴	高血圧。
内服薬	カルシウム拮抗薬。
バイタルサイン	体温36.3℃、心拍数80回/min、血圧156/80 mmHg、呼吸数24回/min、SpO_2 96％、Glasgow Coma Scale E4V5M6。
身体所見	前額部に擦過傷あり、眼瞼結膜蒼白なし、頸静脈怒張なし、心雑音なし、呼吸音整、下肢の浮腫なし、粗大な四肢麻痺なし。

診断のプロセスと必要な検査

失神の重要な３つの病態

意識状態が受診時には完全に改善している場合、一過性意識消失であると判断できます。一過性意識消失の鑑別は複数ありますが、大事なものはてんかん発作、失神です。まずはこの2つを鑑別することでアプローチ方法が決まっていきます。実臨床では必ずしも鑑別できないこともありますが、速やかに意識障害は改善し、痙攣の目撃もなければ、てんかんは否定的であり、失神の可能性が高いと考えられます。

失神の重要な3つの病態は、①心原性失神、②起立性低血圧、③神経調節性失神といわれています[1)]。最も危険なものは心原性失神であり、救急外来ではこれを否定することが重要です。さらに、受診時は無症状であることが多いため、リスクを見積もり、それに応じたdispositionを決定することが必要となります。例えば、臥位や労作時の発症、低血圧、胸部症状、前駆症状なし、心疾患の既往などがリスクとなります[1)]。リスクの評価のためにCanadian Syncope Risk Score（**表1**）[2)]などのclinical criteria（臨床診断基準）を用いてもよいと、AHAのガイドライン[3)]には記されています。リスクが高い場合にはスクリーニング採血【→Part 1-3～6】や心臓系検査【→Part 1-8】を行います。

表1　The Canadian Syncope Risk Score（文献2より作成）

カテゴリー	点数
臨床的評価	
迷走神経症状を起こしやすい体質[a]	−1
心疾患の既往[b]	1
収縮期血圧<90 or >180 mmHg[c]	2
検査結果	
トロポニン上昇（>99パーセンタイル）	2
QRS軸の異常（<−30° or >100°）	1
QRS時間>130 m秒	1
補正QT間隔>480 m秒	2
救急外来での診断	
神経失調性失神	−2
心原性失神	2
総合点数（−3 to 11）	

a：以下のような環境で惹起される（温暖な混雑した場所にいること、長時間の立位、恐怖、情動、疼痛など）。
b：冠動脈疾患、弁膜症、心筋症、心不全、不整脈。
c：トリアージから救急外来を退出するまでのどの一時点でもあれば陽性。

一方、起立性低血圧の救急外来における簡便な診断方法は、臥位での血圧と立位後3～5分の血圧の差があるかどうかをみることです[3)]。収縮期血圧で20 mmHg、拡張期血圧で10 mmHg以上の差があれば有意とします[3)]。また、起立性低血圧の重要な原因として、出血や脱水がありえますが、この場合は緊急対応の必要性があるので、問診、消化管出血を念頭に置いた直腸診、スクリーニング・血液検査【→Part 1-3～6】などを用いて見逃さないようにしましょう。他にも起立性低血圧の原因はさまざまなものがありますが、救急外来でも介入可能なものとしては薬剤性があるので、最低限その検討は行いましょう。

神経調節性失神は、緊急対応の必要性は低く、繰り返すようであればtilt（ティルト）試験などの精査をしていくこととなります。

➡ 頭部CT、血液検査はルーティンで行う必要はない

失神一般に対する検査に関しては、情報量が多く非侵襲的な心電図は必須ですが、実臨床でしばしば行われる頭部CT、血液検査はルーティンでする必要はない、とAHAのガイドラインでは示されています[3)]。これは、明らかに神経調節性失神らしい患者に対して、画像検査や血液検査は不要であるということだと思われます。心原性失神や低血圧の場合には、スクリーニング採血【→Part 1-3～6】や心臓系検査【→Part 1-8】を行うべきでしょう。また、失神を含めた一過性意識消失では、しばしば外傷を伴います。意識消失しているときの転倒は、受け身をまったくとらずに受傷するので重篤な損傷を合併しやすいです。そのため、画像検査の閾値は普段よりも下げて検討すべきと考えられます。

検査結果とその解釈

➡ 緊急カテーテルで＃７に99％狭窄あり

本症例は胸痛を伴う労作時の発症であり、心原性失神が強く疑われます。心原性失神の原因となる、急性冠症候群、不整脈などの検索のために心電図、心エコー、心筋酵素や電解質を含めた血液検査を行います。また同時に救急外来では心電図モニターを装着して経過を観察します。さらに外傷性変化の検索として頭部および頸椎CTを撮影します。

心電図：V_4〜V_6の誘導でST低下、トロポニンT：0.120 ng/mL、心エコー：心室中隔・前壁にasynergyがありました。急性冠症候群が強く疑われ、緊急カテーテルの準備を開始しましたが、準備中に心室頻拍を起こしました。

そのため、搬送前の症状は、急性冠症候群による心室頻拍で失神したものと思われました。緊急カテーテルでは＃7に99％狭窄があり、治療が行われました。また、頭部・頸椎CTでは外傷性変化はありませんでした。

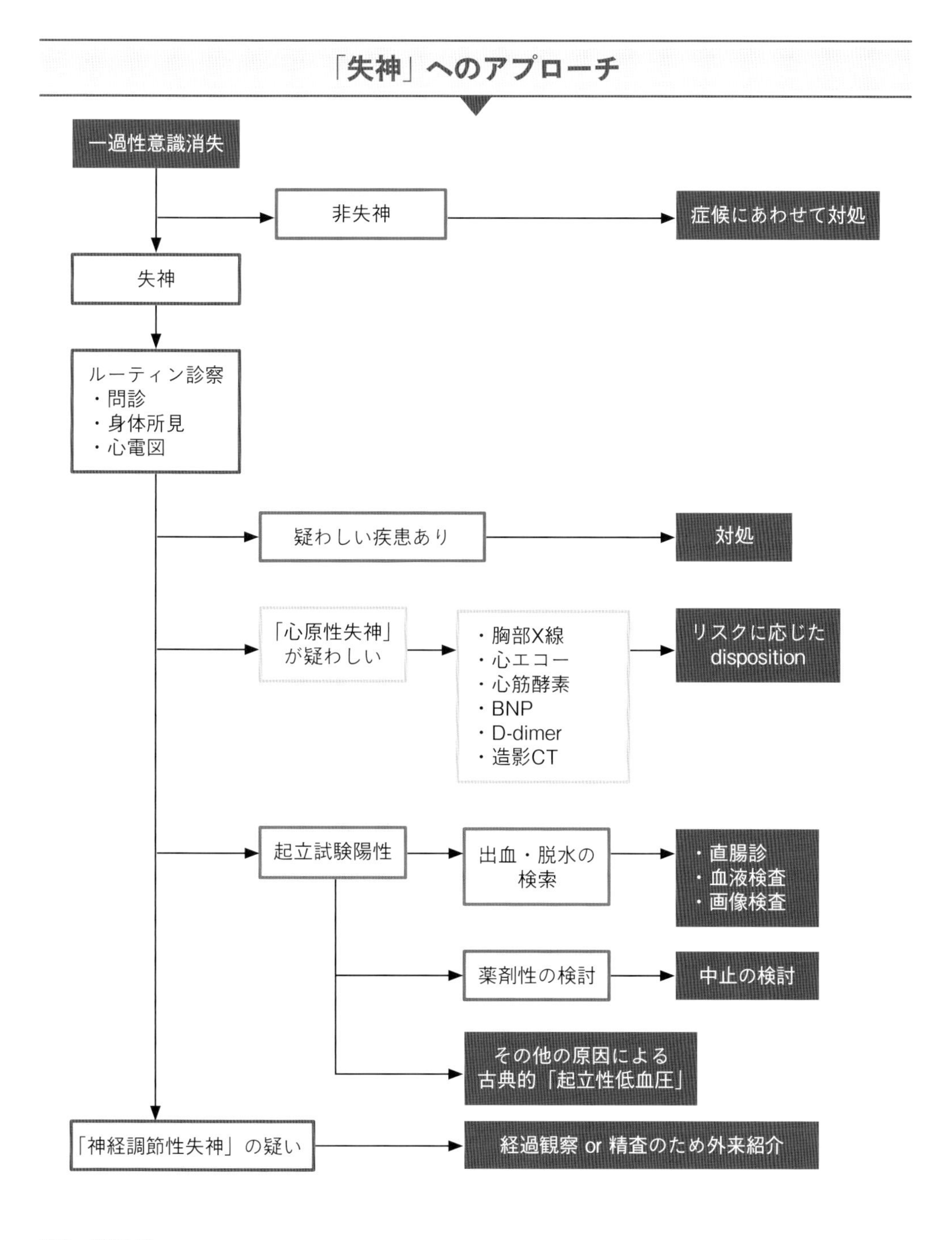

引用・参考文献

1）Angus, S. The Cost-Effective Evaluation of Syncope. Med Clin North Am. 100(5), 2016, 1019-32.
2）Thiruganasambandamoorthy, V. et al. Multi enter Emergency Department Validation of the Canadian Syncope Risk Score. JAMA Intern Med. 180(5), 2020, 737-44.
3）Shen, WK. et al. 2017/ACC/AHA/HRS Guideline for the Evaluation and Management of Patients With Syncope：Executive Summary：A Report of the American College of Cardiology/American Heart Association Task Force on Clinical Practice Guidelines and the Heart Rhythm Society. J Am Coll Cardiol. 70(5), 2017, 620-63.

4 痙攣

水野雄太 前橋赤十字病院 高度救命救急センター
集中治療科・救急科

CASE

55歳、女性

現病歴	高齢者施設で入所者を介護中に痙攣が出現した。職場の同僚が発見し、すぐに救急要請し、当院へ搬送された。救急隊接触時には痙攣は頓挫していたが不穏状態であった。搬送中に徐々に意識レベルは改善し、病院へ到着した。
既往歴	家族から詳しく病歴を聴取すると、これまでに4～5回の同様のエピソードがあったが、本人の病識は乏しく、病院受診はしていなかったようである。精神疾患を含め、特に既往はなし。常用薬もなし。
来院時のバイタルサイン	体温37.2℃、心拍数120回/min、血圧137/81 mmHg、呼吸数15回/min、SpO_2 96％（room air）。
身体所見	頭部外傷痕なし、舌咬傷あり、尿失禁あり、意識レベルはGCS E4V5M6、瞳孔4 mm/4 mm、対光反射＋/＋、上下肢に麻痺はなく、髄膜刺激徴候やその他の神経学的異常所見も認めなかった。

診断のプロセスと必要な検査

治療と原因検索を同時進行で行う

痙攣患者における診療では、治療と原因検索（病歴、診察、検査）を同時に進めていく必要があります。30分以上続く痙攣重積では重大な脳損傷を起こしうるため、まず痙攣が続いているか否かを判断し、痙攣が続いている場合には、抗痙攣薬を投与して痙攣を止めることが最優先となります。また、痙攣に伴う気道閉塞や呼吸抑制に対して、気道確保、酸素投与、補助換気といった救急におけるABCアプローチに準じた介入が必要となります。

一方、本症例のように来院時すでに痙攣が頓挫している場合、本当に痙攣であったかを確認することから始めます。振戦、悪寒・戦慄、失神などは痙攣と間違われることがあります。本人への病歴聴取（誘引因子や前駆症状など）と周囲の目撃状況（発作の様式や持続時間、発作後の意識状態、転倒による外傷の有無など）から、できる限り詳細な情報を聴取することが診断プロセスで何よりも重要となります。身体所見としては、舌咬傷や尿失禁、発作後の意識障害の遷延（postictal state）などは痙攣を示唆する所見に挙げられます。

表1　痙攣の原因

服薬状況	抗痙攣薬の内服中断
中枢神経疾患	てんかん、脳血管障害、脳腫瘍、脳炎、髄膜炎、脳膿瘍、頭部外傷
代謝・内分泌疾患	低血糖、低ナトリウム血症、低カルシウム血症、低マグネシウム血症、子癇、甲状腺クリーゼ
中毒	アルコール離脱、ベンゾジアゼピン離脱、テオフィリン、覚せい剤、抗うつ薬など
その他	不整脈、熱中症、非痙攣性てんかん重積、偽痙攣

表1に示したように、痙攣の原因として抗痙攣薬の内服中断、中枢神経疾患、代謝・内分泌疾患、各種中毒、その他を鑑別に挙げながら診療を進めていきます。

➡ 救急外来では特に血液ガスは有用

救急外来で行うべき検査としては、一般的な血液検査【→Part 1-3～6】に加え、乳酸値を含む血液ガス【→Part 1-2】、血糖、各種電解質、アンモニア【→Part 1-5】の測定は必須であり、常用薬に応じた薬物血中濃度（抗痙攣薬、テオフィリンなど）も確認します。覚せい剤などの原因薬物の同定には、トライエージ®DOAやSIGNIFY™ERなどの尿中薬物検出キットによる薬物スクリーニング【→Part 1-11】も有用です。

救急外来では特に血液ガスは有用で、検体は血液検査と同時に採取でき、短時間で結果が得られます。そのため、呼吸の状態を評価できるとともに、低血糖や電解質異常などを早期に発見し、治療介入することができる優れた検査です。血液ガスと同時に乳酸値が測れる機器のある施設では、乳酸値上昇が痙攣発作を示唆する所見の一つになるため、痙攣の診断アプローチに欠かせない検査といえます。

また、中枢神経疾患の検索目的にはCTやMRIによる頭部の画像検査が有用であり、発熱や髄膜刺激徴候を伴う場合には髄液検査【→Part 1-13】による中枢神経感染症の検索も必要となります。

さらに、最近では明らかな痙攣症状がなくても、脳で過剰放電が持続している非痙攣性てんかん重積（NCSE）と呼ばれる疾患があります。特に高齢者の意識障害の原因としては頻度が高く、治療介入が必要となるため、積極的に脳波検査を行い診断を確定する必要があります。

➡ 乳酸値、アンモニア、CKに注目

痙攣において特徴的な血液検査所見としては、乳酸値、アンモニア、CK（クレアチンキナーゼ）の上昇などが挙げられます。

痙攣発作時には激しい筋収縮、低酸素血症、カテコラミンの上昇などにより嫌気性代謝が亢進し、乳酸が産生されます。乳酸値が2.5 mmol/L（一般的な基準値0.4～1.8 mmol/L）以

上であった場合、感度73％、特異度97％で痙攣発作を示唆する所見と報告されています[2]。また、全般性強直間代発作やてんかん重積では、高率に一過性高アンモニア血症を呈します。さらに、CKも痙攣による過剰な筋収縮に伴い上昇します。

検査結果とその解釈

本症例では血液ガス分析で、乳酸値10.8 mmol/Lと著明な上昇を認めており、痙攣発作の所見として矛盾しませんでした。

また、アンモニアは63 μg/dL（当院基準値11～32 μg/dL）と高値を示していました。痙攣でみられるアンモニア上昇は3～8時間程度で低下し、正常化する一過性の上昇であり、これは痙攣時の筋収縮およびアシドーシスを介した赤血球中のアンモニア産生に伴うものと考えられています[1]。ただし、てんかんの既往があり、バルプロ酸を内服している患者では、バルプロ酸の代謝物であるプロピオン酸が尿素サイクルを障害することでアンモニア代謝を阻害し、血中アンモニア濃度が上昇することに注意しましょう。

CKは114 U/L（基準値41～153 U/L）と正常範囲内でした。これは、CK上昇が発作後3時間以内には生じにくく、一般的には3時間を超えて上昇するため、痙攣発作後まもなく搬送された本症例ではCK上昇を認めなかったと推測されます[3]。

てんかん患者の抗痙攣薬の内服中断による痙攣発作は比較的頻度の高い原因であり、バルプロ酸、カルバマゼピン、フェニトインなどの測定可能な薬物の血中濃度は原因検索に役立ちます。覚せい剤による痙攣の鑑別には、尿中薬物検出キットが用いられますが、麻黄やエフェドリンを含む総合感冒薬や漢方薬、制酸剤であるラニチジンの服用で偽陽性となるため、注意が必要です。

➡ 画像検査による評価

画像検査としてはCTやMRIによる頭蓋内評価が有用であり、頭蓋内出血、脳腫瘍、脳膿瘍など占拠性病変や外傷性変化の検索が可能です。外傷性変化を認めた場合には、痙攣を契機に転倒し、頭部外傷に伴い頭蓋内出血を合併したのか、あるいは内因性の頭蓋内出血が先行して痙攣を起こし転倒したのかを、目撃情報や診察所見から推測する必要があります。

中枢神経感染症の検索には髄液検査が必須であり、その際にも頭部CTで頭蓋内圧亢進の有無を評価するのに画像検査が役立ちます。

本症例では、頭部CTが行われましたが、異常所見を認めず、入院後に脳波による精査が行われました。明らかなてんかん波形は認められませんでしたが、典型的な病歴と過去に同様の発作を認めていたことから、特発性てんかんの診断となり、抗痙攣薬の内服が開始されて退院となりました。

「痙攣」へのアプローチ

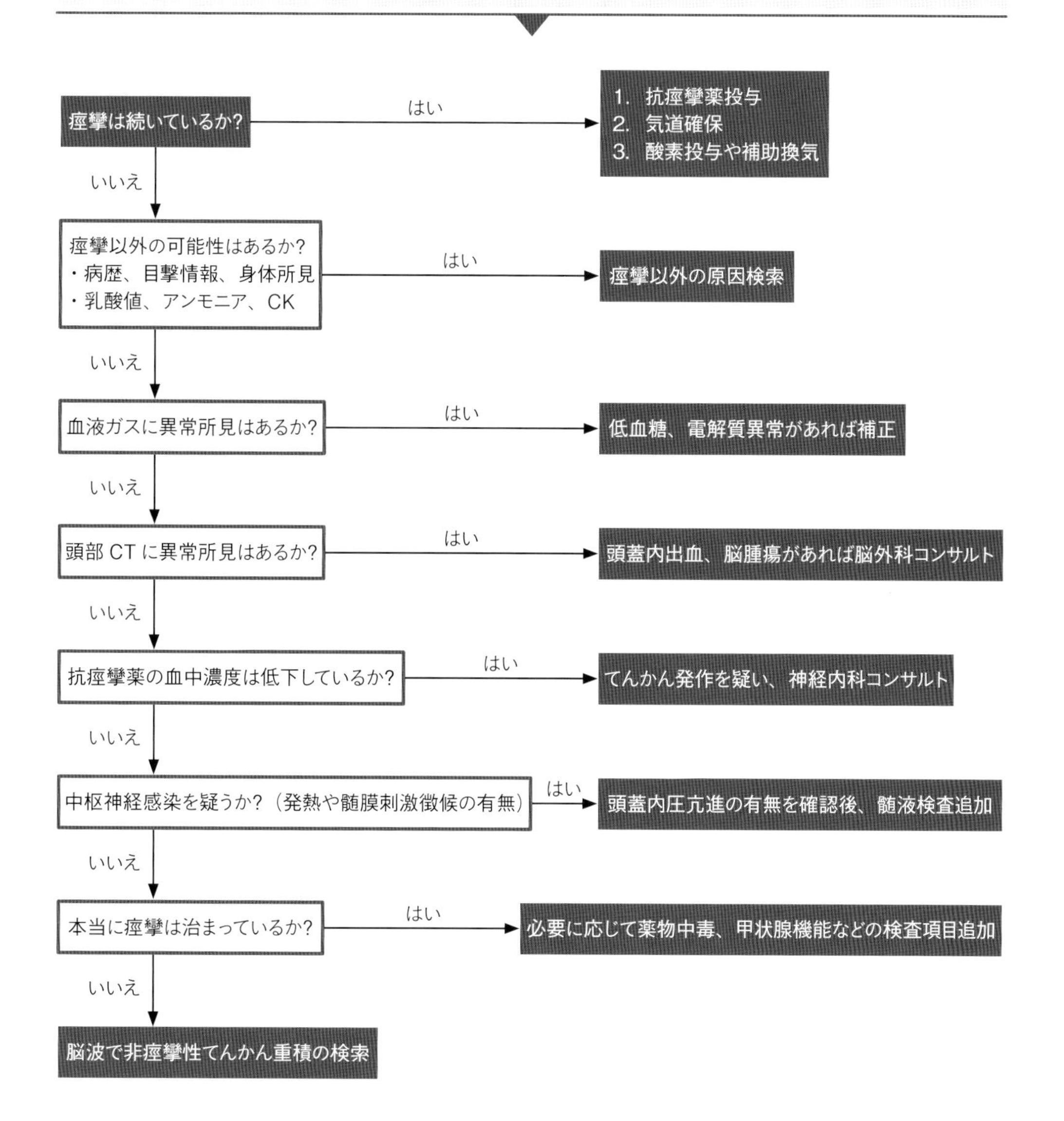

引用・参考文献

1) Nakamura, K. et al. Hyperammonemia in idiopathic epileptic seizure. Am J Emerg Med. 31(10), 2013, 1486-9.
2) Hazouard, E. et al. Losing consciousness: role of the venous lactate levels in the diagnosis of convulsive crises. Presse Med. 27(13), 1998, 604-7.
3) Libman, MD. et al. Seizure vs. syncope: measuring serum creatine kinase in the emergency department. J Gen Intern Med. 6(5), 1991, 408-12.

5 脱力、しびれ

吉野 匠 山梨県立中央病院 救命救急センター

CASE

33歳、女性

現病歴 登山中に進行性の脱力感増強を認め、複数回の転倒後に体動困難となった。一晩、野営で様子をみるも症状の改善に乏しく、翌朝救急要請を行い当院搬送となった。寝食は同行者と行ったが、この同行者には症状を認めていない。

既往歴 一過性に数時間の体動困難、手指しびれ感（1年前、精査自己中断）。定期内服なし、健康診断で異常指摘なし、手術歴なし、アレルギーなし。

バイタルサイン 意識清明、血圧117/79 mmHg、心拍数87回/min、呼吸数14回/min、SpO_2 99％（酸素投与なし）、体温36.7℃。

身体所見 前額部・両膝関節伸側に打撲痕を認める。後頸部に圧痛を認めない。上下肢に筋力低下（いずれも徒手筋力テスト2〜3程度）を認める。四肢末梢にしびれ感の自覚あり。腱反射の亢進／低下は認めない。

診断のプロセスと必要な検査

外因性の可能性があるかを判断する

まずは外因性の可能性があるかを判断します。転倒などによって頸部過伸展を生じ、頸髄損傷をきたした可能性もあるため、症状出現前の転倒エピソードや頸部の過度な屈曲／進展がなかったかを確認しましょう。外因性の可能性があれば、病歴聴取や画像検査（頸椎CT、頸髄MRIなど）で頸髄損傷が否定されるまでは、ネックカラーによる頸椎保護を行います。

局在診断を行う

次いで問診を進めつつ、障害されている神経高位の検索を行います（局在診断）。神経は中枢を出てから頸髄〜腰髄と脊髄腔内を走行し、各高位で神経根へ分かれて末梢の支配域へ広がります。腱反射の亢進／低下や病的反射の有無などを調べることで、症状が中枢性（大脳皮質〜脊髄前角細胞）か末梢性（脊髄前角細胞〜筋組織）かを判断する一助になります。

脱力の程度を推し量る方法としては徒手筋力テスト（**表1**）[1]が有用であり、筋力が低下している筋肉の神経支配から大まかな局在診断が可能となります（**表2**）[2]。感覚の異常に関しても同様に、感覚神経の分布（**図1**）[3]を参考にしながら触診や痛み刺激などを用いて局在診断を行っていきます。運動・感覚いずれの検査においても、患者の意識レベルや精神状態（酩酊や過量内服後、変換症など）、また時間経過でも変動が生じうるため、経時的に複数回検査を行うことが望ましいです。

意識障害を伴う場合は痛み刺激による逃避反応で評価を行いつつ、他のバイタルサイン【→Part 1-1】に異常がないか確認し、バイタルサイン異常も伴う際はその安定化を優先とします。また問診や所見をとりつつ、治療開始に時間制限のある傷病がないか鑑別から外さないようにしましょう（脳梗塞に対するrt-PA〔アルテプラーゼ〕投与など）。

表1　徒手筋力テスト（文献1より転載）

5	強い抵抗を与えても、完全に運動しうるもの
4	ある程度の抵抗に打ち勝って、正常可動域いっぱいに運動できる
3	抵抗を加えなければ、重力に抗して正常可動域いっぱいに運動できる
2	重力を除外してやれば、正常可動域いっぱいに運動できる
1	筋のわずかな収縮は起こるが、関節は動かない
0	筋の収縮がまったくみられない

表2　代表的な筋肉の作用と根支配、支配神経（文献2を参考に作成）

	作用	根支配	支配神経
三角筋	肩関節の外転	C5、C6	腋窩神経
上腕二頭筋	肘関節の屈曲	C5、C6	筋皮神経
上腕三頭筋	肘関節の伸展	C6～8	橈骨神経
前腕伸筋群	手関節の伸展	C5～8	橈骨神経
前腕屈筋群	手関節の屈曲	C6、Th1	正中神経、尺骨神経
腸腰筋	股関節の屈曲	L1、L2	大腿神経
大腿四頭筋	膝関節の伸展	L2～4	大腿神経
膝関節屈筋群	膝関節の屈曲	L4、S1	坐骨神経
前脛骨筋	足関節の背屈	L4、L5	総腓骨神経
下腿三頭筋	足関節の底屈	L5、S2	脛骨神経
大殿筋	股関節の伸展	L5、S2	下殿神経

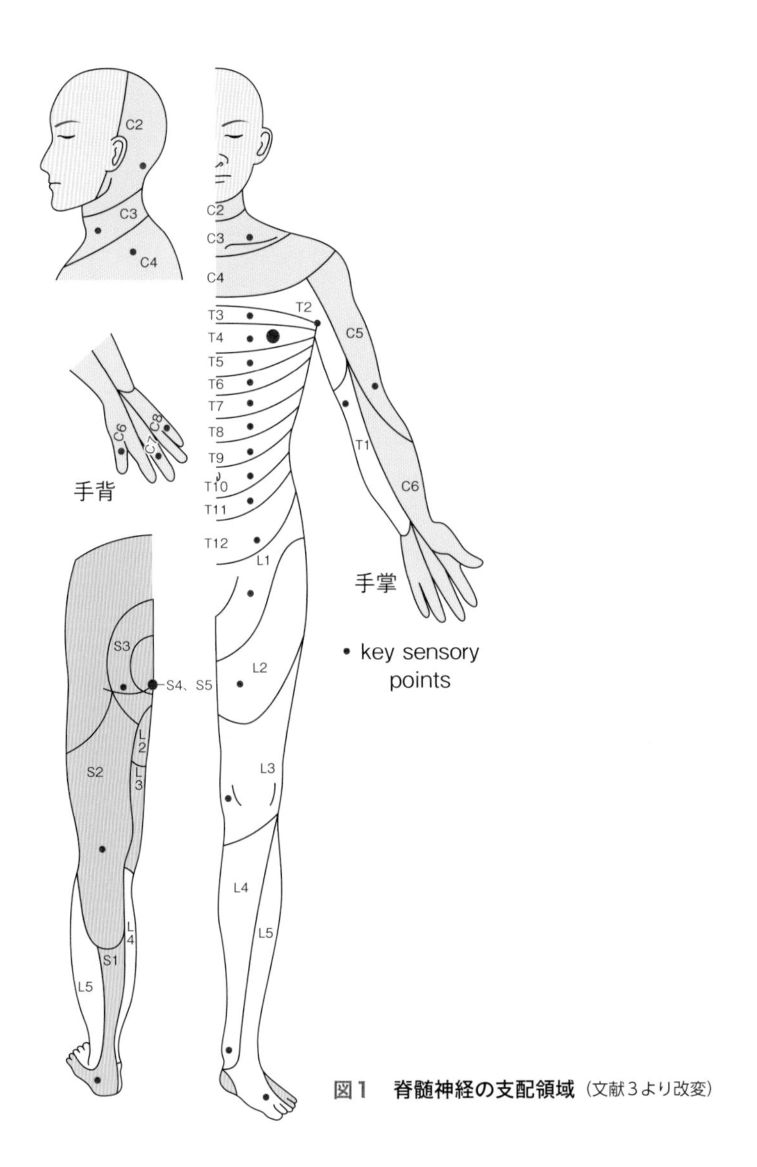

図1　脊髄神経の支配領域（文献3より改変）

➡ 器質的疾患を検索する

鑑別診断を挙げるための検査として、器質的疾患の検索のためにCTやMRIなどの画像検査が有用です。CT検査では頭蓋内や脊髄腔内に占拠性病変（腫瘍や出血、靭帯骨化など）がないか、MRI検査では梗塞や外傷などにより脳 / 脊髄組織に輝度変化を生じていないかなどを確認します。あわせて血液検査を行い、K（カリウム）などの電解質【→Part 1-2】や、また血栓症を考慮する際は凝固/線溶系のマーカー【→Part 1-4】を確認することも重要です。感染徴候や炎症値【→Part 1-7】の上昇を認める際は、髄膜炎を含む感染症を考慮し、髄液検査【→Part 1-13】や各種培養検査【→Part 1-14】を追加します。

検査結果とその解釈

画像検査

外傷検索で全身CT検査を実施しましたが、明らかな臓器損傷・骨傷は認めませんでした。頭蓋内に梗塞像や出血・占拠性病変は認めず、脊髄腔の狭小化も認めませんでした。

十二誘導心電図検査

洞調律＋心室期外収縮の散発を認め、ST変化なく、QTc 618 msecでした。

血液検査

血液検査（血算・凝固系・生化学・静脈血液ガス）の結果は**表3～6**の通りでした。

表3　血液検査の結果（血算）

WBC	14,400/μL
RBC	496万/μL
Hb	16.2 g/dL
Ht	45.8%
PLT	36.9万/μL

表4　血液検査の結果（凝固系）

PT%	84.0%
PT-INR	1.07
APTT	24.3秒
Fib	470 mg/dL
FDP	4.0 μg/mL
Dダイマー	<0.5 μg/mL

表5　血液検査の結果（生化学）

総蛋白	7.8 g/dL	BUN	11.0 mg/dL
Alb	4.6 g/dL	Cr	0.52 mg/dL
T-Bil	2.76 mg/dL	Na	135.8 mmol/L
AST	173 U/L	K	1.6 mmol/L
ALT	43 U/L	Cl	84.9 mmol/L
LDH	608 U/L	Ca	10.1 mg/dL（補正値9.5 mg/dL）
CK	7,114 U/L	CRP	6.099 mg/dL
NH_3	26.2 μg/mL		

表6　静脈血液ガス分析の結果

pH	7.574	Cl^-	82 mmol/L
$PaCO_2$	37.4 mmHg	Ca^{++}	1.09 mmol/L
PaO_2	21.6 mmHg	Hb	17.2 g/dL
HCO_3^-	34.6 mmol/L	Ht	52.7%
AG	18.7 mmol/L	Glu	123 mg/dL
Na^+	137 mmol/L	乳酸値	38 mg/dL
K^+	1.6 mmol/L		

➡ 低K血症から四肢の弛緩性麻痺を生じたと判断

登山という特殊環境下であり、毒キノコ摂食による食中毒やテント内での一酸化炭素中毒、標高によっては高山病の可能性なども考慮し、同行者に症状出現の有無や食事内容、宿泊状況など確認しましたが、これら要因は否定的でした。

画像検査では脱力、しびれをきたすような器質的疾患は認めず、外傷やもともとの脊髄腔狭小化による症状ではないと判断しました。血液検査では炎症反応・筋原性酵素の高値、著明な低K血症を認めました。二酸化炭素貯留は認めず過換気症候群は否定的であり、また血糖値をみて低血糖発作も否定的でした。炎症反応・筋原性酵素の高値に関しては、前日からの登山という高度な運動負荷、および複数回の転倒エピソードという筋組織への障害を考慮しました。低K血症に関しては改めて家族歴や内服歴など問診を追加するも、明らかなものは認めませんでした。既往歴や活動強度によっては、低血糖発作も鑑別に挙がりましたが、採血上は否定的でした。

病態としては、何らかの原因による低K血症から周期性四肢麻痺が生じて四肢の弛緩性麻痺を生じたものと判断しました。心電図検査では心室期外収縮の散発と著明なQTc延長を認めており、致死性不整脈の誘発リスクとして可及的にK補正を開始したところ、K値の改善にあわせて症状の軽快を認めました。以降、背景疾患の検索として甲状腺機能やレニン-アンジオテンシン-アルドステロン系の精査へ進むこととなりました。

「脱力、しびれ」へのアプローチ（文献4、5を参考に作成）

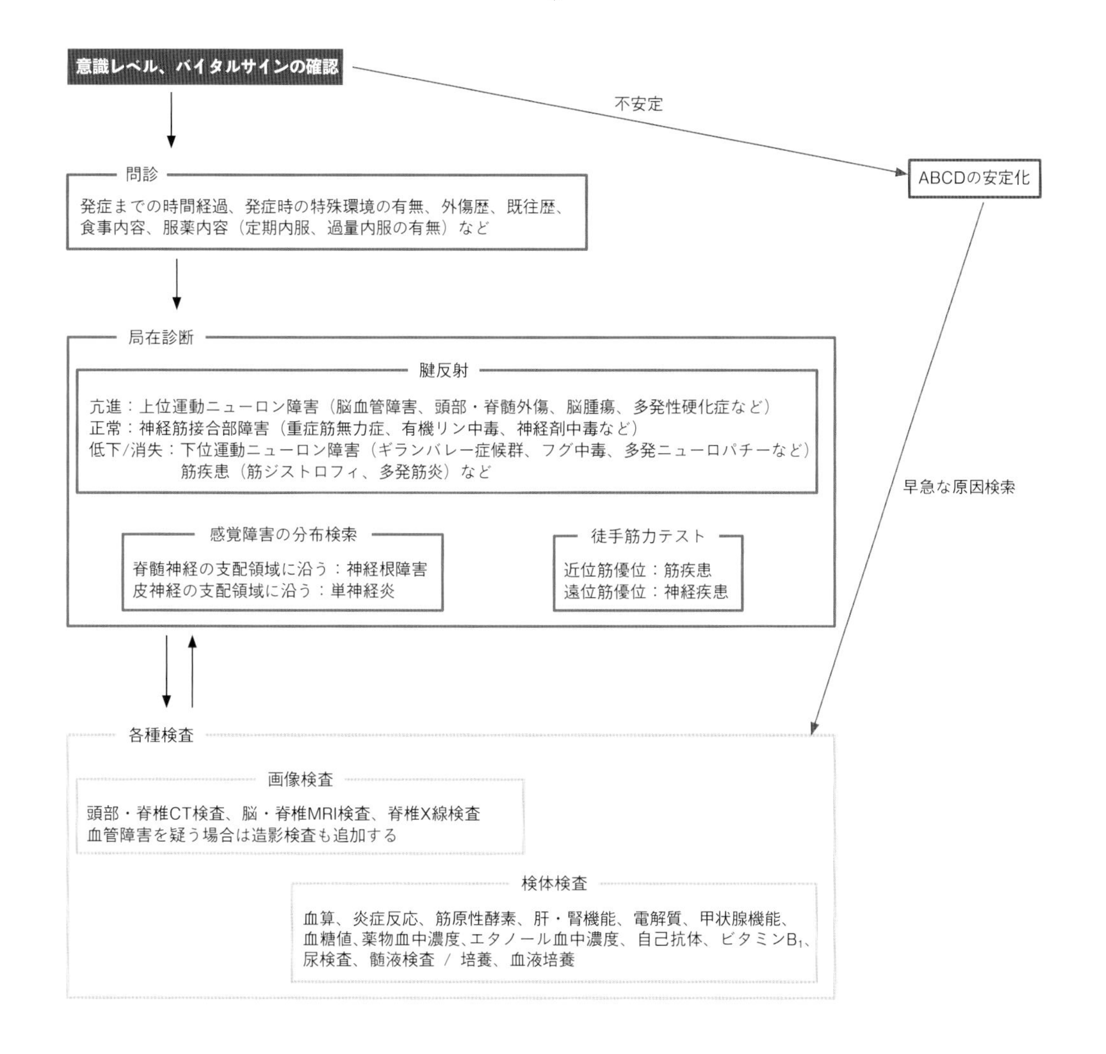

引用・参考文献

1）田崎義昭ほか. ベッドサイドの神経の診かた. 第18版. 東京, 南山堂, 2016, 56.
2）水野美邦. "第20章 診断学 V.運動機能 5.筋力". 標準神経病学. 第2版. 栗原照幸ほか編. 東京, 医学書院, 2012, 516-21.
3）American Spinal Injury Association. Downloads. https://asia-spinalinjury.org/information/download/
4）中永士師明. "運動麻痺, 感覚障害・鈍麻". 岩田充永. "倦怠感・脱力感". 救急診療指針. 改訂第5版. 日本救急医学会監. 東京, へるす出版, 2018, 285-9, 342-3.
5）久堀保.「動きません」どこが？ どんなふうに？─四肢麻痺・脱力. Medicina. 46(2), 2009, 272-5.

6 胸痛

堀口真仁 京都第一赤十字病院 救急集中治療科 副部長

CASE

60歳、男性

現病歴	胸痛を主訴にERを独歩受診した。痛みは来院の1時間前から始まり、特に寛解因子や増悪因子はなく、前胸部に重いものが載せられているような痛みであり、放散痛はないがみぞおちの不快感があり、経過中に痛みの変化はないという。
既往歴	高血圧と糖尿病で内服治療中。
入室時のバイタルサイン	意識清明、体温36.8℃、呼吸数20回/min、SpO_2 97%（room air）、心拍数60回/min・整、血圧110/60 mmHg左右差なし。
身体所見	頭頸部：特に異常なし、結膜貧血なし。 胸部：視診異常なし、呼吸音左右差なく清、心音異常なし、心雑音なし、皮下気腫なし、打診左右とも清音。 腹部：平坦軟、圧痛なし、腸蠕動音正常。 四肢：浮腫なし。
緊急度判定	2緊急。

診断のプロセスと必要な検査

バイタルサインを安定化させ、5killer chest pains（表1）を念頭に診療する

i. 臥位にしてモニター装着、バイタルサイン測定【→Part 1-1】、静脈ライン確保を行います。このとき、心臓系検査【→Part 1-8】、Dダイマー【→Part 1-4】も含めます。血圧の左右差を認めれば急性大動脈解離を疑います。呼吸の異常を疑ったら動脈血液ガス【→Part 1-2】も採取し、気胸や肺血栓塞栓症の診断補助にします。

ii. 来院10分以内に12誘導心電図をとります。ST上昇型心筋梗塞（STEMI）と診断できれば緊急冠動脈造影の準備を始めます。

iii. iiと並行して問診と身体診察を行います。緊張性気胸と診断できれば緊急脱気、胸腔ドレーン挿入を行いましょう。肺エコーを気胸診断の補助に用いることもできます。

iv. 心エコーを当てます。過去に指摘されていない左室壁運動異常があれば急性冠症候群を疑います。大動脈解離を疑う場合、大動脈内にフラップが見えるかどうか観察します。

表1　5killer chest pains

・緊張性気胸
・急性冠症候群
・大動脈解離／胸部大動脈瘤破裂
・肺血栓塞栓症
・食道破裂

また解離が大動脈起始部に及ぶと、大動脈弁逆流や心嚢水貯留がみられることがあります。心嚢水は急性心筋梗塞に伴う左室自由壁破裂や急性心膜炎でもみられます。左胸水貯留がみられれば、急性大動脈解離や胸部大動脈瘤破裂、食道破裂が考えられます。

v. バイタルサインが落ち着いていなければポータブル胸部X線を撮影します。縦隔拡大があれば大動脈疾患の可能性が高くなります。

vi. 大動脈疾患や肺血栓塞栓症を確定診断するためには、造影CTを撮影します。大動脈解離の場合は解離の範囲や側枝の血流を確認し、外科的治療の必要性を検討します。肺血栓塞栓症の場合、残存する静脈血栓があるかどうか下肢まで撮影します。後縦隔に膿瘍やフリーエアがあれば食道破裂と診断し、外科的治療を準備します。

vii. 血液検査の結果を確認します。心筋逸脱酵素【→Part 1-8】が上昇していれば非ST上昇型心筋梗塞（NSTEMI）を疑い、緊急冠動脈造影を準備します。

検査結果とその解釈

➡ CKやトロポニンが上昇していないだけでは、急性冠症候群を否定できない

本症例では、来院時からバイタルサインは安定していました。身体診察では気胸を疑う所見はなく、痛みの性状からは急性大動脈解離や食道破裂の可能性は低いと考えられました。病歴および痛みの性状からは急性冠症候群を強く疑いましたが、来院時の12誘導心電図（**図1**左）では有意なST変化を認めませんでした。心エコーでははっきりした左室壁運動異常は指摘できず、右心負荷所見はないため肺血栓塞栓症も否定的でした。血液検査の結果（**表2**）でも有意な異常は指摘できませんでした。

来院が発症1時間後だったことから、CK（クレアチンキナーゼ）やトロポニンがまだ上昇していない可能性があります。NSTEMIを否定できないため、2時間後に再検査したところ**表2**のように変化していました。心電図でも**図1**右のように下壁誘導およびV_5、V_6誘導でのST上昇を認めたため緊急冠動脈造影を行ったところ、右冠状動脈に狭窄を認めたために冠動脈形成術を行いました。

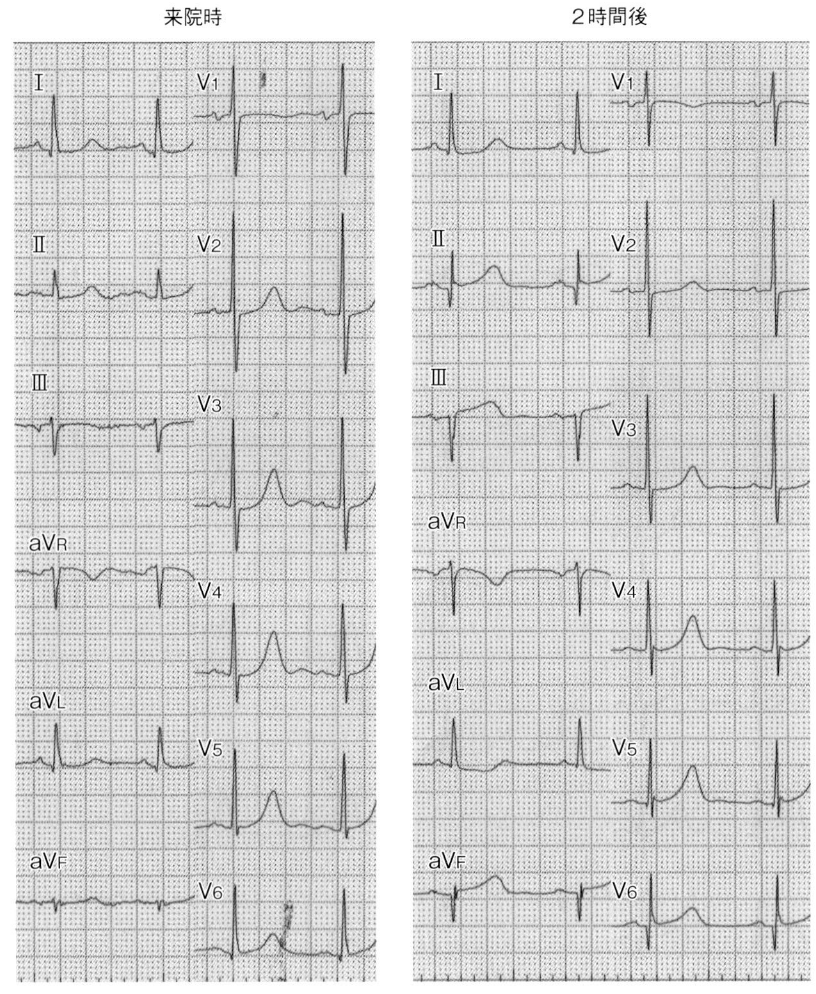

図1　12誘導心電図

表2　血液検査の結果

	基準値	来院時	2時間後
WBC（/μL）	4,000～8,000	9,690	10,200
Hb（g/dL）	11.3～15.2	12.9	12.2
PLT（/μL）	15～35万	13.8万	13.1万
Dダイマー（μg/mL）	＜1.00	＜1.00	
AST（U/L）	13～33	25	251
ALT（U/L）	8～42	13	52
CK（U/L）	62～287	159	2,751
CK-MB（U/L）	≦25	14	322
トロポニンI（pg/mL）	＜26.2	12.8	2,997
CRP（mg/dL）	≦0.30	0.10	0.15
BNP（pg/mL）	≦18.4	70.7	

「胸痛」へのアプローチ

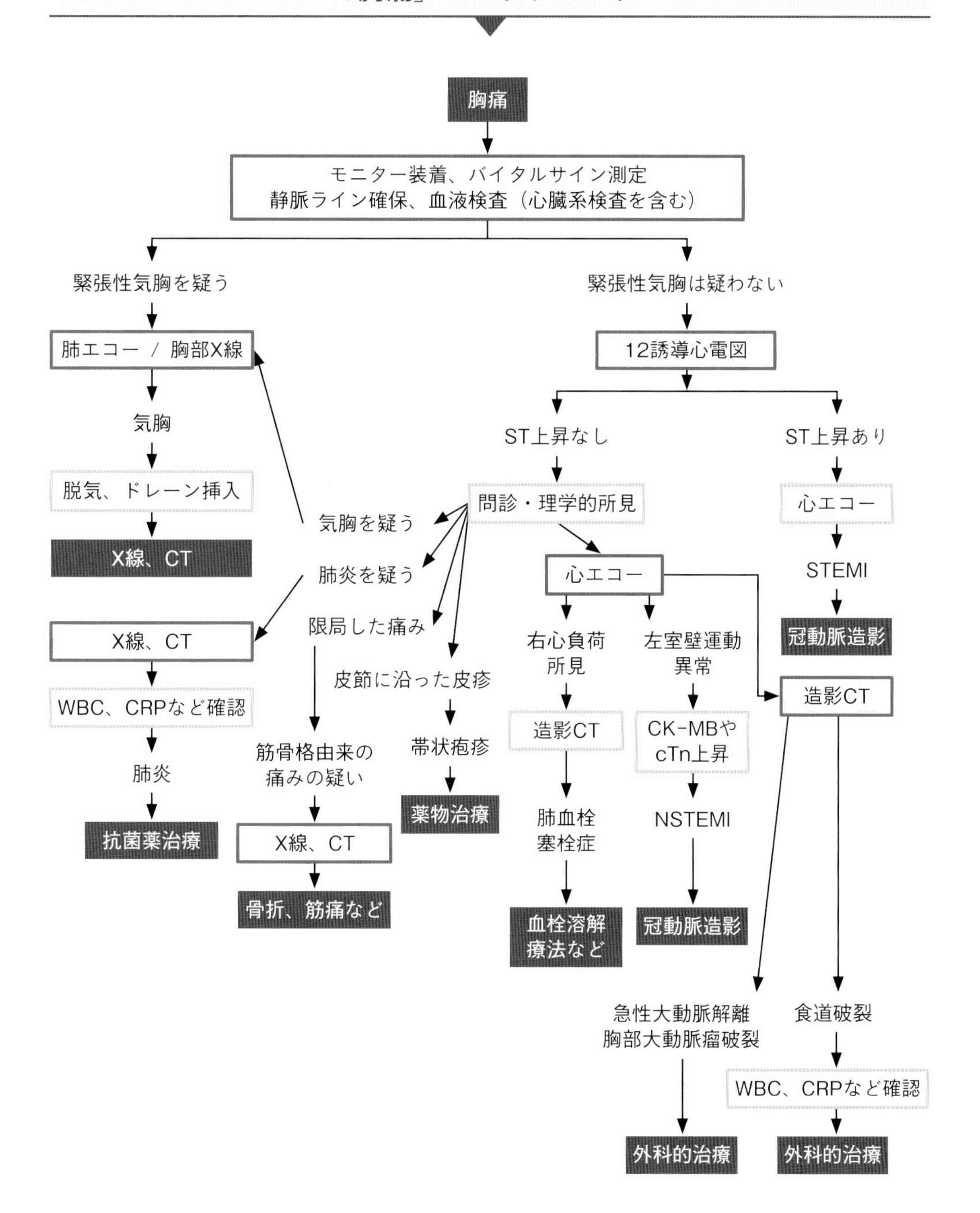

胸痛
モニター装着、バイタルサイン測定
静脈ライン確保、血液検査（心臓系検査を含む）
緊張性気胸を疑う
緊張性気胸は疑わない
肺エコー / 胸部X線
気胸
脱気、ドレーン挿入
X線、CT
12誘導心電図
ST上昇なし
ST上昇あり
問診・理学的所見
気胸を疑う
肺炎を疑う
限局した痛み
皮節に沿った皮疹
心エコー
右心負荷所見
左室壁運動異常
造影CT
CK-MBやcTn上昇
肺血栓塞栓症
NSTEMI
血栓溶解療法など
冠動脈造影
心エコー
STEMI
冠動脈造影
造影CT
X線、CT
WBC、CRPなど確認
肺炎
抗菌薬治療
筋骨格由来の痛みの疑い
X線、CT
骨折、筋痛など
帯状疱疹
薬物治療
急性大動脈解離
胸部大動脈瘤破裂
外科的治療
食道破裂
WBC、CRPなど確認
外科的治療

7 動悸

西村朋也 前橋赤十字病院 高度救命救急センター
集中治療科・救急科

CASE

63歳、女性

現病歴	3日前から動悸を自覚し救急外来を受診した。動悸は特に労作時に強く自覚し、呼吸苦もともに自覚することが多かった。胸痛は認めなかった。
既往歴	1カ月前に自宅で転倒し腰椎圧迫骨折と診断され、保存的加療となった。
内服薬	腰椎圧迫骨折のため1カ月前からロキソプロフェンを1回60 mg、1日3回内服。
診察時のバイタルサイン	意識清明、心拍数105回/min、血圧110/70 mmHg、呼吸数20回/min、SpO_2 98％（room air）。
身体所見	診察時、動悸は認めなかった。眼瞼結膜に貧血あり。胸骨左縁で収縮期駆出性雑音を聴取。呼吸音は異常なし。腹部は心窩部に軽度の圧痛あり。腹膜刺激徴候なし。

診断のプロセスと必要な検査

「動悸の原因＝心臓」がすべてではない

動悸の訴えは人によってさまざまであり、「どきどきする」の他に「脈が飛ぶ」や「胸が苦しい」などと訴えることもあるため、どういった症状なのか正確に聴取することが大切です。心拍数の異常や脈のリズムの異常の場合が多いため、実際に声で、「トトトト（頻脈）」や「トン・ト・トン（リズムの異常）」などのように表現してもらうことも有用です。診察時には動悸を認めないことも多くありますが、まずは直接脈を触知し、そして12誘導心電図を撮影することが必要です。

心拍数100回/min以上の場合を頻脈といいます。脈が整の場合は、洞性頻脈、発作性上室性頻拍や心房粗動、心室頻拍などが鑑別に挙がり、脈が不整の場合は心房細動や上室性期外収縮、心室性期外収縮などが鑑別に挙がります。これらは12誘導心電図で判別することができます。

動悸を起こす原因としては、心臓が原因と考えがちですが、動悸を訴える患者の43％が心原性で、30％が心因性、10％が心臓以外の疾患が原因であるという報告[1]もあり、心臓以外の原因も考えることが重要です。虚血性心疾患や弁膜症などの器質的心疾患を疑う場合は心臓超音波検査が有用ですが、基礎疾患に合併した頻脈の場合は、病歴や身体所見、検査所見などから鑑別を考える必要があります。心臓以外の主な鑑別疾患と、それぞれに必要な病歴や検査は次の通りです。

低血糖

低血糖になると交感神経症状として頻脈が起こります。他に冷汗や手指振戦、焦燥感、重症になると意識障害や痙攣などの症状があります。糖尿病の既往などを聴取することが大切です。低血糖を疑った場合は、速やかに簡易血糖測定器や血液ガスなどで血糖測定をすることが必要です。

感染

さまざまな感染症で頻脈を引き起こします。発熱に伴い頻脈となる場合や、敗血症による血液分布異常性ショックとして頻脈を認めます。頻脈を認めた場合は必ず感染症を否定することが重要です。血液ガスで末梢循環不全の程度【→Part 1-2】や、血液検査でWBC（白血球）、CRP（C反応性蛋白）、敗血症マーカーを評価します【→Part 1-3、7、9】。症状や身体所見、血液検査、尿検査、画像検査、感染症抗原検査、髄液検査、細菌学的検査などで感染源を特定します【→Part 1-10、12、13、14】。

貧血

酸素はHb（ヘモグロビン）と結合し、末梢組織へ酸素を供給していますが、貧血、つまりHbが減ると末梢組織への酸素供給量も減ります。すると心拍数を増やして代償しようとするため頻脈となります。貧血の原因としては、消化管出血や月経過多が頻度として高いです。

検査としては、血液検査でRBC（赤血球）、Hb、Ht（ヘマトクリット）をみて貧血の程度や種類を評価します【→Part 1-3】。また消化管出血の場合、BUN/Cr比が高値となることがあります【→Part 1-6】。

脱水

脱水により循環血液量が減少すると、心拍出量を維持するために頻脈となります。循環血液量減少性ショックに限らず、脊髄損傷以外の血液分布異常性ショックや閉塞性ショックでは、循環を維持するため血圧低下より先にまず頻脈となります。

脱水の原因は、飲水量の低下や下痢による水分の喪失、熱中症などさまざまですが、病歴が重要となります。脱水により末梢循環不全が起こると、血液ガスでLac（乳酸値）が上昇します【→Part 1-2】。また、血液検査でBUN/Cr比が上昇することがあります。

➡ 肺血栓塞栓症

肺動脈に血栓が詰まることで右心系から左心系への血流が滞り、それを代償するため頻脈が起こります。他に頻呼吸や頸静脈怒張、血圧低下などを起こします。疑った場合は血液ガスで酸素化能や末梢循環不全の評価【→Part 1-2】をするほか、心臓超音波検査や造影CTで心機能や血栓の評価、血液検査でFDP（フィブリン/フィブリノゲン分解産物）、Dダイマーなどの凝固系を評価します【→Part 1-4】。

➡ 甲状腺機能亢進症

甲状腺ホルモンの値が高値となり、頻脈の他に血圧高値、手指振戦、体重減少、発汗、下痢などの症状を認めます。疑った場合は甲状腺機能検査（甲状腺刺激ホルモンや甲状腺ホルモンの測定）を行います。

➡ 薬剤性

Ca拮抗薬やβ刺激薬、α遮断薬、シロスタゾール、テオフィリンなどで副作用として頻脈が起こります。またカフェインやアルコールの摂取、反対にアルコールやベンゾジアゼピン離脱症状としても頻脈を認めます。病歴や薬物服用歴が重要となりますが、アルコール摂取の場合はアルコール血中濃度を測定することで評価できます【→Part 1-11】。

➡ 心因性

不安障害やパニック障害など精神的な影響で動悸を訴えますが、実際には頻脈を認めないことがあります。他の疾患を除外し、12誘導心電図やホルター心電図で異常がないことを確認します。

検査結果とその解釈

・12誘導心電図

心拍数105回/min、洞性頻脈、ST変化やQT延長を認めない。

・血液ガス

血液ガス分析の結果は**表1**の通りでした。

・血液検査

血液検査の結果は**表2**の通りでした。

・甲状腺機能検査

異常値なし。

表1　血液ガス分析の結果

pH	7.38	Lac	2.2 mmol/L
PaO_2	90 mmHg	Na	140 mmol/L
$PaCO_2$	35 mmHg	K	4.2 mmol/L
HCO_3^-	24 mmol/L	Cl	100 mmol/L
BE	−1.0 mmol/L	Ca^{2+}	1.1 mmol/L
Hb	6.3 g/dL	Glu	120 mg/dL

表2　血液検査の結果

WBC	6,500/μL	T-Bil	0.5 mg/dL
RBC	163×10^4/μL	ALP	200 U/L
Hb	6.1 g/dL	γ-GTP	32 U/L
Ht	19.0%	LDH	203 U/L
PT%	100%	AMY	58 U/L
PT-INR	1.1	BUN	48 mg/dL
APTT	25秒	Cr	0.8 mg/dL
Fib	250mg/dL	CRP	0.10 mg/dL
FDP	3.0 μg/mL	トロポニン	測定感度以下
Dダイマー	0.5 μg/mL	CK	50 U/L
AST	20 U/L	BNP	15 pg/mL
ALT	15 U/L	プロカルシトニン	測定感度以下

➡ 貧血を認め追加で病歴を聴取、上部消化管出血を疑う

診察室でまず12誘導心電図を測定したところ、心拍数105回/minの洞性頻脈を認めました。静脈路確保とともに血液ガス、血液検査を提出したところ、血液ガスでHb 6.3 g/dLの貧血を認めました。また血液検査でも小球性低色素性貧血を認め、BUN/Cr比の開大を認めました。

追加で病歴を聴取すると、1週間前から便の色が黒っぽく、ときどき心窩部の痛みも自覚するとのことであり、直腸診を施行すると、黒色便が付着し、上部消化管出血が疑われました。腹部造影CTを撮影しましたが明らかな腸管内の造影剤漏出はなく、腸管以外の臓器からの出血も認めませんでした。消化器内科にコンサルトしてそのまま入院となり、翌日に上部消化管内視鏡検査を施行すると胃潰瘍を認めました。背景としてロキソニン®を内服しており、胃潰瘍の原因としてNSAIDsが考えられ、そこからの出血による貧血の進行、それに伴う動悸症状と診断されました。

貧血が急速に進行すると、特に労作時に動悸や呼吸苦を自覚するようになります。身体所見としては、眼瞼結膜の貧血や収縮期雑音が認められることがあります。貧血による頻脈を

疑った場合は、NSAIDsの内服歴や胃潰瘍・十二指腸潰瘍の既往歴、便の色調、女性の場合は月経過多かどうかを聞くことが重要です。本症例のように、心臓以外が原因で動悸を訴える場合があるので、必ず背景に基礎疾患が隠れていないかを考えることが必要です。

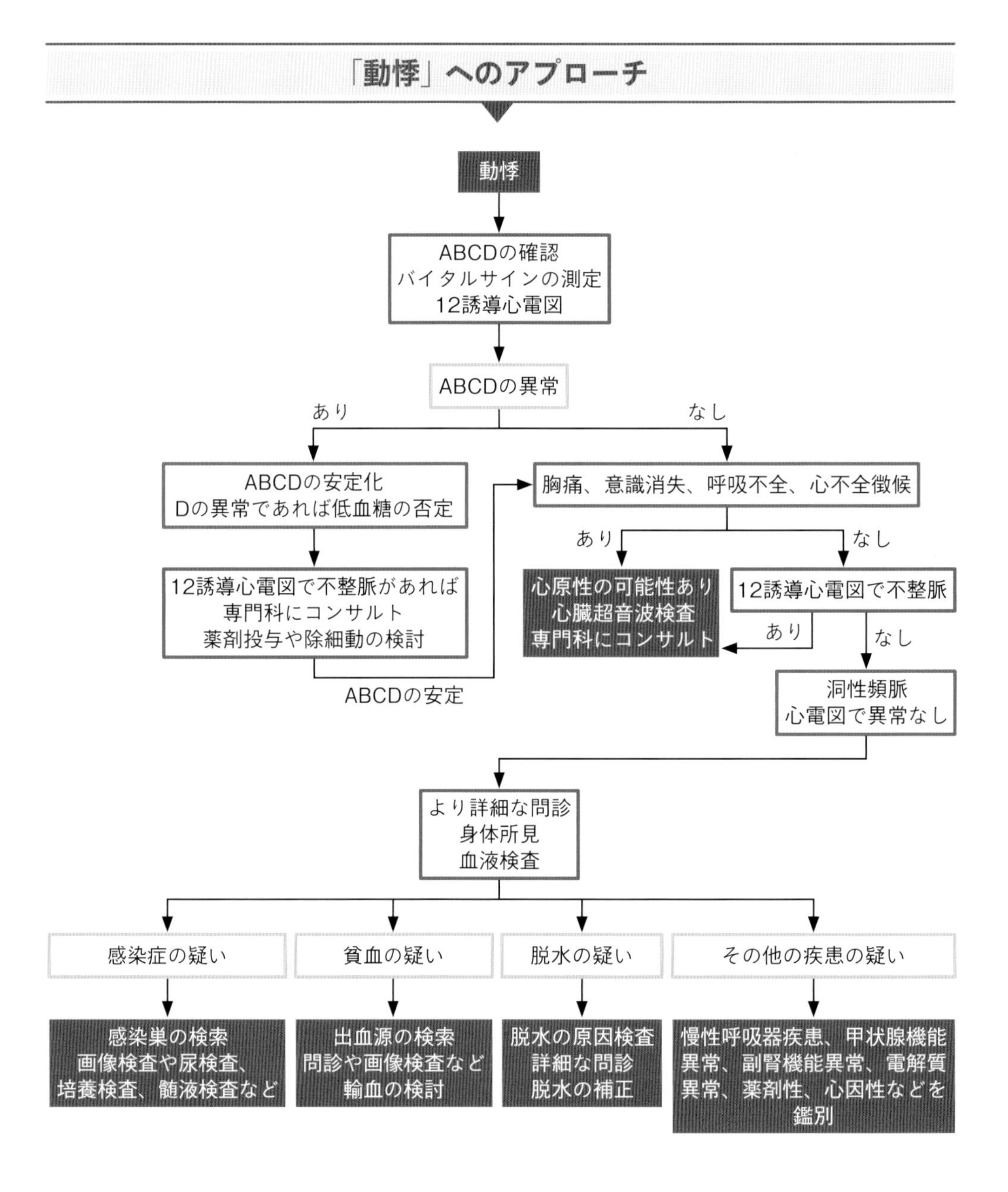

引用・参考文献

1）Weber, BE. et al. Evaluation and outcomes of patients with palpitations. Am J Med. 100(2), 1996, 138-48.
2）芹澤良幹. “動悸”. ジェネラリストのための内科外来マニュアル. 第2版. 金城光代ほか編. 東京, 医学書院, 2017, 280-91.

8 呼吸困難

山口勝一朗 前橋赤十字病院 高度救命救急センター
集中治療科・救急科

CASE

60歳、男性。身長174 cm、体重98 kg

現病歴	数日前から下腿浮腫を認めていた。朝から頻呼吸があり、呼吸が苦しくなり、救急要請。特にストレス要因なし。
既往歴	睡眠時無呼吸症候群。精神科受診歴なし。
生活歴	内服薬なし、アレルギーなし。職業は会社員で、デスクワークが多い。飲酒歴なし、喫煙歴なし。
バイタルサイン	意識清明、血圧112/74 mmHg、心拍数102回/min・整、呼吸数28回/min、SpO_2 92 mmHg（room air）、体温36.5℃（腋窩温）。
身体所見	胸部聴診上呼吸音異常なし、左下腿腫脹あり（左右差あり）。

診断のプロセスと必要な検査

心疾患、呼吸器疾患をはじめ鑑別は多岐にわたる

呼吸困難は患者の主観的な呼吸不快感であり、その鑑別疾患は幅広いため、発症状況や患者状態を客観的に評価する必要があります。原因は心疾患（心不全が最多）と呼吸器疾患が多いですが、上気道閉塞、神経筋疾患、貧血など鑑別は多岐にわたります。ERでは、緊急性の高い疾患を確実に除外する必要があるため、ABCアプローチ（A：airway〔気道〕、B：breathing〔呼吸〕、C：circulation〔循環〕）で異常がないかをまず確認します。特にAの異常は超緊急であり、迅速な対応が必要です（**表1**）。

ABCに異常がある場合や一見して重篤な場合はOMI（O_2投与、Monitor装着、IV lineの確保）を行い、**診断の前に処置を開始する**必要があります。

検査では、動脈血液ガス分析、血液検査、心電図、心エコー、胸部X線検査、CT検査（Wellsスコアなどによる検査前確率〔**表2、3**〕[1、2]に応じて造影CTを考慮）など、病歴・身

表1　呼吸困難を訴える緊急性の高い代表的疾患

A：気道閉塞	舌根沈下、気道異物、痰詰まり、急性喉頭蓋炎、アナフィラキシー
B：肺に原因	緊張性気胸、肺塞栓、気管支喘息、肺炎、COPD急性増悪
C：循環に原因	心不全（肺水腫）、ACS（急性冠症候群）、ショック

表2　Wellsスコア（文献1より作成）

項目	スコア
DVTの臨床的徴候	＋1
心拍数＞100回/min	＋1
長期臥床または最近の手術歴	＋1
DVT / PEの既往	＋1
血痰	＋1
悪性腫瘍	＋1
PTE以外の可能性が低い	＋1

〈臨床的確率〉

合計スコア	0〜1	低い
	2以上	高い

表3　改訂ジュネーブ・スコア（文献2より作成）

項目	スコア
66歳以上	＋1
PTEあるいはDVTの既往	＋1
1カ月以内の手術、骨折	＋1
活動性のがん	＋1
一側の下肢痛	＋1
血痰	＋1
心拍数	
75〜94回/min	＋1
95回/min以上	＋2
下肢深部静脈の触診による痛みと片側性浮腫	＋1

〈臨床的確率〉

合計スコア	0〜1	低い
	2〜4	中等度
	5以上	高い

表4　PERCの項目

・年齢50歳未満
・初期の心拍数＜100回/min
・初期のSpO_2＞94％（room air）
・片側の下腿浮腫なし
・血痰なし
・1カ月以内の手術や外傷なし
・PTEまたはDVTの既往なし
・ホルモン剤の使用なし

すべての項目を満たす場合、PTEは否定的。

体所見から鑑別に応じて検査を行います。

本症例は、①急性、②頻呼吸、③酸素化低下、④下腿浮腫があり、Wellsスコア2点（DVTの臨床的徴候、心拍数＞100回/min）で、現病歴からも肺血栓塞栓症（pulmonary thrombo-embolism；PTE）の可能性が高いため造影CTを行う必要があります。なお、PTE低リスク群におけるDダイマーの測定や造影CTの過剰使用を防ぐために、PE rule-out criteria（PERC）（**表4**）があり、すべて陰性であればPTE発症率は1％未満と報告され[4]、検査前確率の評価とPERCを用いた診療フロー（**図1**）が提唱されています[5]。

急性PTEの診断において、Dダイマーの検査の感度は高いですが特異度は低いため、診断の除外には利用されます。つまり、検査前確率が低い（Wellsスコアで低値）場合にはPTEの除外に利用できますが、検査前確率が高い（Wellsスコアで高値）場合には利用価値は低いということです。

また、Dダイマーは加齢でも上昇するため、50歳以上では年齢で調整したDダイマー（＝年齢/100 μg/mL）を閾値として判断します[6]【→Part 1-4】。

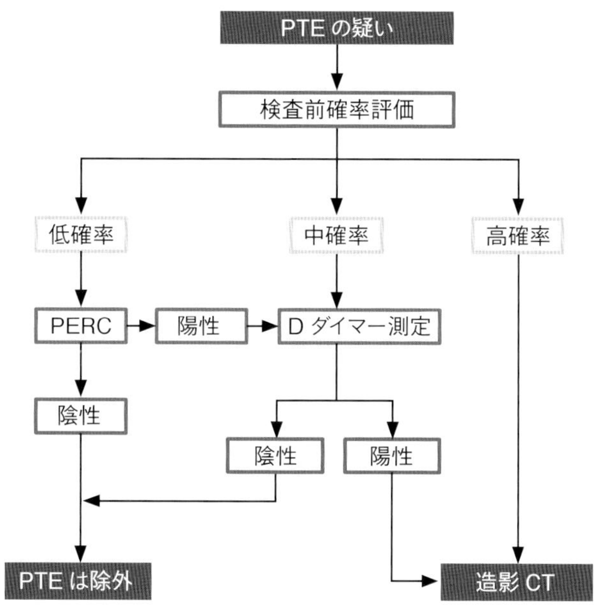

図1　PERC を用いた診療フロー（文献5より作成）

PTE とは

肺動脈が塞栓子（主に血栓）により急性に閉塞される病態です。塞栓子のほとんどは下肢または骨盤内の静脈で形成された深部静脈血栓であり、PTE と深部静脈血栓症（deep vein thrombosis；DVT）は一連の病態であることから、静脈血栓塞栓症（venous thromboembolism；VTE）と総称されます。

検査結果とその解釈

検査結果

・動脈血液ガス分析（room air）

動脈血液ガス分析の結果は**表5**の通りでした。

表5　動脈血液ガス分析（room air）の結果

pH	7.48
PaO_2	69 mmHg
$PaCO_2$	28 mmHg
HCO_3^-	21 mmol/L

表6　血液検査の結果

WBC	11,800/μL	FDP	70.5 μg/mL
Hb	15.8 g/dL	Dダイマー	22 μg/mL
PLT	15.9万/μL	BUN	27 mg/dL
PT-INR	0.89	Cr	0.77 mg/dL
APTT	21.2秒	BNP	6.5 pg/mL
Fib	269 mg/dL	トロポニンI	0.03 ng/mL

- **血液検査**

　血液検査の結果は**表6**の通りでした。

- **胸部X線写真**

　肺野に明らかな異常なし、胸水なし。

- **胸部造影CT**

　両側肺動脈内に血栓あり（**図2**）。

- **下肢造影CT**

　左膝下静脈に深部静脈血栓あり（**図3**）。

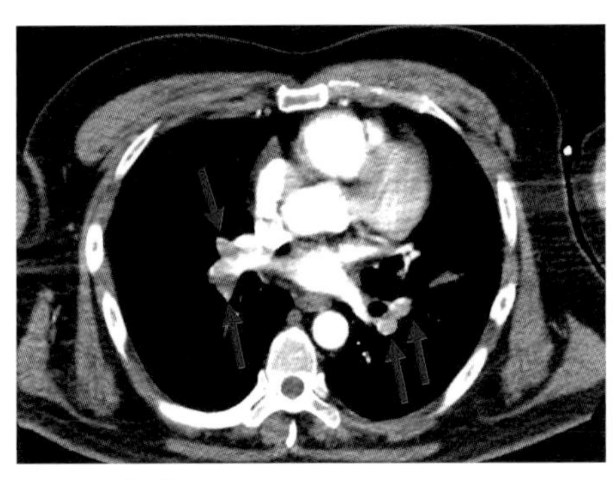

図2　胸部造影CT

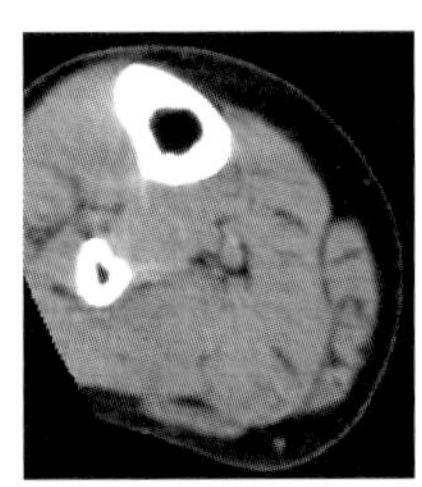
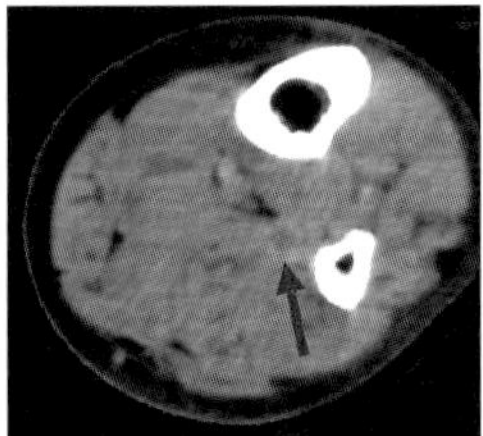

図3　下肢造影CT

PTE確定

動脈血液ガス分析により過換気を伴う低酸素血症で、呼吸性アルカローシスを認めました。Wellsスコア2点（高確率）、改訂ジュネーブ・スコア4点（中確率）であり、中確率と考えてもDダイマー>0.6 μg/mL（60歳であり年齢調整）であり、造影CTでの精査が必要でした。胸部造影CTでは両側肺動脈内に血栓を認め、PTEの診断確定に至りました。また、左膝下静脈にDVTを認めました。

治療として、ヘパリン静注に加えて、経口抗凝固薬のリバーロキサバンを開始し、順調に改善が得られました。

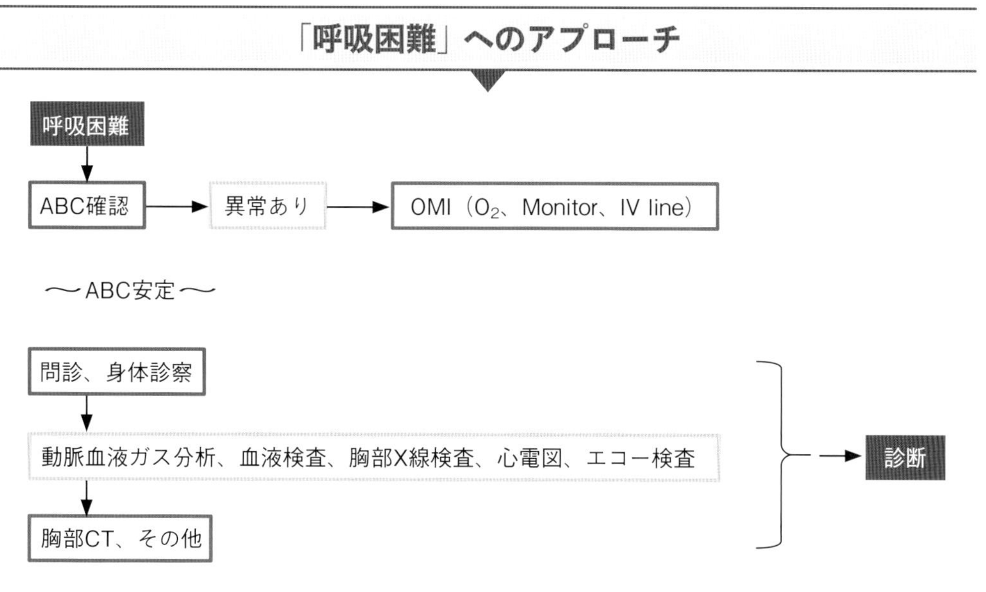

診断よりもABCアプローチを優先する。異常があれば即対応。

引用・参考文献

1) Gibson, NS. et al. Further validation and simplification of the Wells clinical decision rule in pulmonary embolism. Thromb Haemost. 99(1), 2008, 229-34.
2) Klok, FA. et al. Simplification of the revised Geneva score for assessing clinical probability of pulmonary embolism. Arch Intern Med. 168(19), 2008, 2131-6.
3) Hendriksen, JM. et al. Diagnostic predicprediction models for suspected pulmonary embolism：systematic review and independent external validation in primary care. BMJ. 351, 2015, h4438.
4) Singh, B et al. Pulmonary embolism rule-out criteria (PERC) in pulmonary embolism--revisited：a systematic review and meta-analysis. Emerg Med J. 30(9), 2013, 701-6.
5) Raja, AS. et al. Evaluation of Patients With Suspected Acute Pulmonary Embolism：Best Practice Advice From the Clinical Guidelines Committee of the American College of Physicians. Ann Intern Med. 163 (9), 2015, 701-11.
6) Righini, M. et al. Age-adjusted D-dimer cutoff levels to rule out pulmonary embolism：the ADJUST-PE study. JAMA. 311(11), 2014, 1117-24.
7) 日本循環器学会. 肺血栓塞栓症および深部静脈血栓症の診断, 治療, 予防に関するガイドライン(2017年改訂版). https://j-circ.or.jp/old/guideline/pdf/JCS2017_ito_h.pdf (accessed 2021-02-20)

9 咳嗽、喀痰

小松 守　JA北海道厚生連 帯広厚生病院 総合診療科・救急科

CASE

74歳、男性

現病歴　12月に入り、寒さが一段と増してきたころ、全身の倦怠感と軽い咳嗽、粘っこい痰が出現した。風邪だろうと思い、経過をみていたが症状は改善せず、4日後に発熱、咳嗽、喀痰、寝汗を主訴に家族とともに救急外来を受診した。咽頭痛や鼻汁、頭痛、意識障害、筋肉痛の症状はない。

生活歴　60歳で退職するまでは毎年職場の健康診断を欠かさず受けており、アルコール性肝障害以外に指摘されたことはない。退職後は健康診断や病院受診はなく、予防接種も受けていない。飲酒は1日1合、喫煙は毎日20本の生活をしている。毎週欠かさず日本各地の温泉を巡り、各地の名産品や銘酒に舌鼓を打っている。

診断のプロセスと必要な検査

季節性の疾患では診断にバイアスがかからないように注意が必要

12月はインフルエンザをはじめとしたウイルス性上気道感染症が流行する時期です。「咳嗽、喀痰」が主訴の患者では、どうしてもウイルス性上気道感染症の診断にバイアスがかかりがちです。そのバイアスに陥り、緊急性のある疾患を見逃さないためにも、「咳嗽や喀痰」の症状を起こす緊急性の高い疾患は必ず思い浮かべるようにしましょう。

最初に評価しなくてはならないのは、バイタルサインです【→Part 1-1】。そして、低酸素血症や高二酸化炭素血症を疑う場合には、血液ガスを採取します【→Part 1-2】。これらで異常があった際には、診断と蘇生を並行して行うことになります。バイタルサインや血液ガスで異常所見がなかった場合や、異常があったとしても介入し改善した際には、原因の検索に移ります。咳嗽や喀痰を主訴に来院する患者においても、問診や身体診察を行うことが通常の流れになります。

血液検査は、血算、凝固系、肝胆膵機能、腎機能、炎症反応【→Part 1-3~7】は一般的に測定する項目です。心不全を疑う際にはBNP（脳性ナトリウム利尿ペプチド）【→Part 1-8】、肺炎や上気道炎などの感染症を疑う場合には、敗血症マーカーや感染症抗原検査、細菌学的検査【→Part 1-9、12、14】を組み合わせることもあります。救急外来では、first impression

で重症度が高そうなgeneral appearanceであったとき、BNPや敗血症マーカー、細菌学的検査を最初から検査項目に含めることも多いです。

画像検査は胸部X線検査や、必要に応じて心エコー検査、胸部CTを行います。また、上肺野病変や繰り返す同部位の肺炎では、結核精査のために、3連痰、PCR、抗酸菌培養を提出します。

救急外来では、どうしても問診や身体所見の評価が不十分になってしまう場面があると思います。その際にもバイタルサインの確認、危険な疾患の診断・除外に必要な検査を欠かさないことを意識しましょう。

検査結果とその解釈

体内に何らかの炎症の存在を示唆

バイタルサインは、意識レベルJCS 0、GCS 15（E4V5M6）、血圧95/45 mmHg、心拍数120回/min、呼吸数25回/min、SpO_2（経皮的酸素飽和度）88％（room air）であり、酸素投与を開始しました。この時点でqSOFAスコア2点であり、敗血症を疑います。正確な低酸素血症の評価が必要と考え、血液ガスを採取しています。血液ガス分析の結果はpH（水素イオン濃度）7.280、PaO_2（動脈血酸素分圧）60 mmHg、$PaCO_2$（動脈血二酸化炭素分圧）35 mmHg、HCO_3^-（重炭酸イオン）18 mEq/Lと代謝性アシドーシスによるアシデミアでした。

問診は本人の呼吸困難が強く、追加で聴取はできませんでした。身体所見では右中肺野にcoarse crackleがありましたが、他の部位で聴診音の異常はなく、呼吸音が消失する領域はありませんでした。口腔内を確認しましたが、扁桃腫大はなく、頸部リンパ節の腫大もありませんでした。

一般血液検査では、WBC（白血球）12,700/μL（好中球95.0％）、CRP（C反応性蛋白）4.93 mg/dLであり、体内に何らかの炎症の存在を示唆しました。プロカルシトニンの上昇もあり、感染症に伴う上昇の可能性が高いと考えました。他の血液検査の結果は、PLT（血小板）22万/μL、T-Bil（総ビリルビン）1.1 mg/dL、BUN（尿素窒素）28.4 mg/dL、Cr（クレアチニン）1.47 mg/dLでした。これらの検査結果も含めると、SOFAスコア3点であり、敗血症の診断となりました[1]。

咽頭痛や鼻汁のようなウイルス性上気道炎、急性扁桃炎の症状はありませんでした。検査前確率は低く、かつ医療従事者の不必要な感染症曝露を防ぐために、インフルエンザ迅速検査や溶連菌迅速検査は行いませんでした。胸部X線写真では右中肺野が透過性低下しており、大葉性肺炎を疑う所見でした。

この時点で、細菌性肺炎の診断としました。「成人肺炎診療ガイドライン2017」よりA-

DROPは3点であり、重症に区分されました[2)]。

➡ 起炎菌を推定し、診断を確定

その後、抗菌薬選択のために、肺炎の起炎菌推定を行いました。患者は肺炎球菌ワクチン未接種で温泉巡りもしているので、肺炎球菌性肺炎、レジオネラ肺炎の可能性を考え、尿中抗原を提出しました。結果は、肺炎球菌尿中抗原が陽性、レジオネラ尿中抗原は陰性でした。レジオネラ尿中抗原陰性ではありましたが、重症肺炎なので、ヒメネス染色やB-CYEα寒天培地での検査を依頼しました。喀痰のグラム染色では、肺炎球菌を示唆するグラム陽性双球菌がWBCに貪食されていました。

また、よく目をこらすとグラム陰性小桿菌も存在しており、肺炎球菌とインフルエンザ桿菌の重複感染の所見でした。肺炎球菌は自己融解性をもつので、時間が経つと培養での発育が難しくなってしまうことがあり、早急に細菌検査室へ提出し培地に塗布する必要があります。また、肺炎球菌に比べ、インフルエンザ桿菌は小さく見え、グラム染色の染色性からもインフルエンザ桿菌は見逃されてしまうことがあるので、注意して観察が必要です。

本症例は意識障害や頭痛症状はないことから、肺炎球菌の血行性感染に伴う細菌性髄膜炎の可能性は低いと判断し、髄液検査は行いませんでした。以上の経過から、肺炎球菌とインフルエンザ桿菌の重複感染による細菌性肺炎の診断となりました。

「咳嗽、喀痰」へのアプローチ

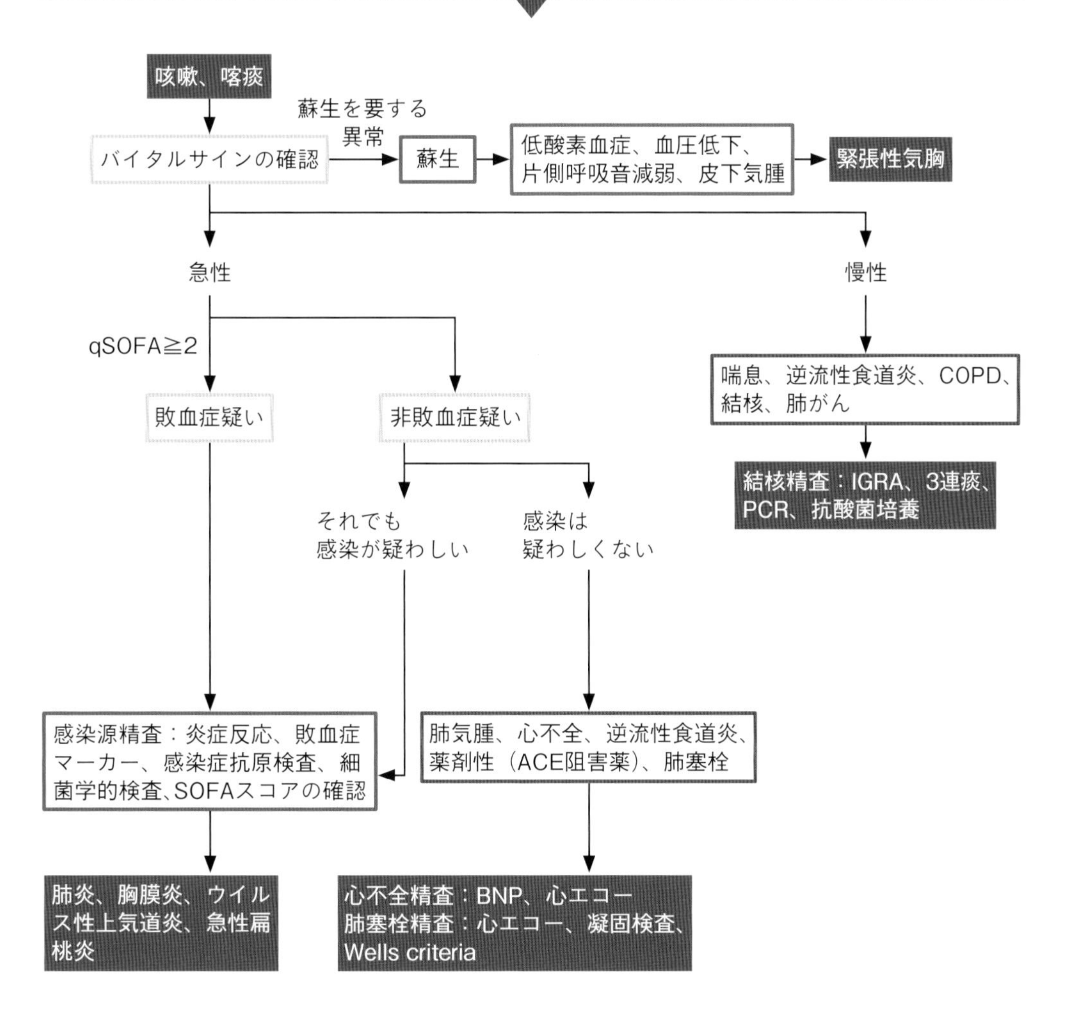

基本項目：血算、凝固系、肝胆膵機能、腎機能、炎症反応、胸部X線。

引用・参考文献

1）Singer, M. et al. The third international consensus definitions for sepsis and septic shock (sepsis-3). JAMA. 315(8), 2016, 801-10.
2）日本呼吸器学会編. 成人肺炎診療ガイドライン2017. 東京, 日本呼吸器学会, 2017.

10 喀血

田中由基子 筑波メディカルセンター病院 救急診療科 医長

CASE

78歳、男性

現病歴	肺炎罹患後から起床時の咳嗽と痰が続いており、1年に2回程度、痰に赤い線状の血が混じる。3〜4日前から咳と痰の量が増えており、来院1時間ほど前、風呂上がりに咳とともに片手一杯の真っ赤な血を吐いたためER受診した。ER入室時は意識清明、会話可能で軽度の呼吸苦を自覚していた。
既往歴	高血圧、肺炎（10年前）。
バイタルサイン	心拍数90回/min、血圧166/72 mmHg、呼吸数24回/min、SpO_2 93％
身体所見	咳嗽とともに泡沫状で鮮紅色の血が混じった痰が出ていたが、先ほど5 mLほど血を吐いている。眼瞼結膜に貧血はない。鼻出血はない。聴診所見で右胸部にcoarse cracklesが聴取される。心雑音はない。嘔気・嘔吐・下痢・黒色便はなく、腹部に自発痛・圧痛もない。

診断のプロセスと必要な検査

まずは出血源を見極める

血液が口から出たことを主訴とする患者は、来院時に症状が落ち着いていても、診療中に多量の血液を口から吐き出すことがあります。感染予防策をとり診療にあたりましょう。そしてバイタルサイン【→Part 1-1】を確認し全身状態を把握します。また診療中も、患者のバイタルサインの変化に十分な注意を払うことが必要です。

治療のためにまず知りたいことは、「どこからの出血なのか？」ということです。そのためには病歴聴取や身体診察が必要です。状態が安定していれば、病歴聴取や身体診察を開始します。しかし、気道（A）、呼吸（B）、循環（C）に問題があれば応急処置を優先し、その合間に病歴聴取や身体診察を行うことになります。

バイタルサインに不安があるときは、パルスオキシメーターや心電図モニターの装着と、採血および静脈ラインを確保し、診察は酸素投与・吸引できる場所で行います。出血源がどこかわからないこの段階では、補助換気、吸引、気管挿管に必要な物品と、太めの気管挿管

表1　喀血の鑑別診断（文献1～3より作成）

気管・気管支からの出血	気管支炎、気管支拡張症*、新生物（気管支がん*、気管支カルチノイド、気管支内転移腫瘍）、気道外傷、異物など
肺実質からの出血	結核*、非定型抗酸菌症、肺炎、肺膿瘍、肺挫傷、真菌感染症*、SLE、Goodpasture症候群、Wegener肉芽腫症、特発性肺ヘモジデローシスなど
血管由来	動静脈奇形、肺血栓塞栓症、肺静脈圧上昇、肺動脈破裂
その他	薬剤性（抗凝固薬・抗血栓薬）、医原性（ステント、ステントグラフト、カテーテル治療、放射線治療由来）など

＊大量出血の頻度の高い疾患。

チューブなどを準備しておけば心強いです。

まずは出血源が、上気道か、下気道か（喀血）、消化管か（吐血）を見極めます。上気道出血は鼻出血や口腔内からの出血として目視可能なことも多くあります。原因は外傷、鼻腔・口腔・咽頭腫瘍、感染症などです。

喀血は咳嗽や痰などの呼吸器症状があり、吐出物の性状は泡沫状で鮮紅色の血液で膿成分を伴うことが多いようです。気管支炎、気管支拡張症、気管・気管支の悪性腫瘍などのほか、**表1**のような疾患が原因となります[1～3]。吐血は腹痛、嘔気・嘔吐、黒色便、食欲不振などの消化器症状があり、吐出物は褐色や黒色の血液であることが多いといわれています。

しかし、大量の吐血の場合は鮮血を認めたり、血液の誤嚥により咳とともに排出されたりすることもあります。また、上気道出血や大量の喀血を飲み込んで吐血のように嘔吐することもあるので、上気道出血、喀血と吐血との区別は簡単ではありません。

喀血が強く疑われる場合、窒息の可能性を念頭に置かなければなりません。特に喀血量が多い症例ではパルスオキシメーターを装着し採血・静脈ラインを確保したうえで、酸素投与・吸引できる場所で診察を続けます。急変したとき、A/Bの異常は短時間での対応が必要になります。病院によってタイミングは異なりますが、応援要請や専門医への連絡・引き継ぎも視野に入れながら検査を進めます。既往歴、内服歴、生活歴、渡航歴なども確認します。そうすることで、結核などの感染症、腫瘍、自己免疫疾患、凝固異常、大動脈瘤や肺塞栓など原因疾患の鑑別が可能になるかもしれません。

➡ 必要な検査

血液検査では血算・生化学検査・凝固機能検査【→Part 1-3～6】を行います。貧血、凝固障害、腎機能障害の有無を調べることは、診断にも緊急時の治療戦略を立てるためにも必要となります。喀痰検査（グラム染色・抗酸菌染色・培養・細胞診）も提出しておけば診断に役立ちます【→Part 1-14】。出血量が大量であれば、輸血に備えて血液型検査や交差適合試験も行います【→Part 1-15】。

次に胸部単純X線撮影、全身状態が許せば造影CT検査を行い、喀血の原因となっている病変部位、責任血管を検索します。病変部位がわかれば、患者の体位を患側が下になるように側臥位にすることで、健側の肺を守ることができます。また、喀血量が多く呼吸の維持が困難であれば、健側への片肺挿管、ダブルルーメンチューブ、ブロックバルーン付き挿管チューブなどを用いることで、健側の肺を守りつつ呼吸補助を行うことができます。

直接的な止血としては、気管支鏡的止血術、血管造影による動脈塞栓術がありますが、どのような戦略をとるかは原因疾患、病変の部位、責任血管や出血の状態によっても変わるため、造影CT検査後にはスムーズに専門医に引き継げるよう調整します。

検査結果とその解釈

➡ 胸部X線から気管支拡張症や慢性炎症による喀血を疑う

本症例では、肺炎後からの慢性的な咳嗽・喀痰排出があり、時に血痰を認めていたとの病歴と、鼻出血はなく、腹部症状もないという身体所見から喀血が強く疑われます。病歴が長いことから、結核も疑うべきでしょう。医療従事者はN95マスクを着用し感染防御を行います。酸素投与・吸引ができる個室に患者を案内し、パルスオキシメーターをつけます。

アレルギー、内服歴はなく、喫煙歴もありません。結核の既往歴や家族歴、結核の流行地域への渡航歴もなく、抗酸菌染色は陰性でした。血液検査からは、Hb（ヘモグロビン）13.7 g/dLと貧血はなく、PLT（血小板）25.9万/μL、PT（プロトロンビン時間）12.1秒、APTT（活性化部分トロンボプラスチン時間）24.8秒で凝固障害は認めず、BUN（尿素窒素）12.3 mg/dL、Cr（クレアチニン）0.88 mg/dLと腎機能は正常でした。

胸部単純X線撮影では、右下肺野に壁が肥厚した気管支拡張像と異常陰影を認め、気管支拡張症や慢性炎症による喀血を疑いました。問診・処置中に咳嗽は落ち着き、バイタルサインは心拍数72回/min、血圧136/62 mmHg、呼吸数20回/min、SpO_2（経皮的酸素飽和度）95％となったため、造影CTを行いました。

その結果、慢性炎症によって生じたと思われる右気管支動脈と肺動脈のシャント部分からの出血だったため、気管支動脈塞栓術を行い症状は軽快しました。

「喀血」へのアプローチ

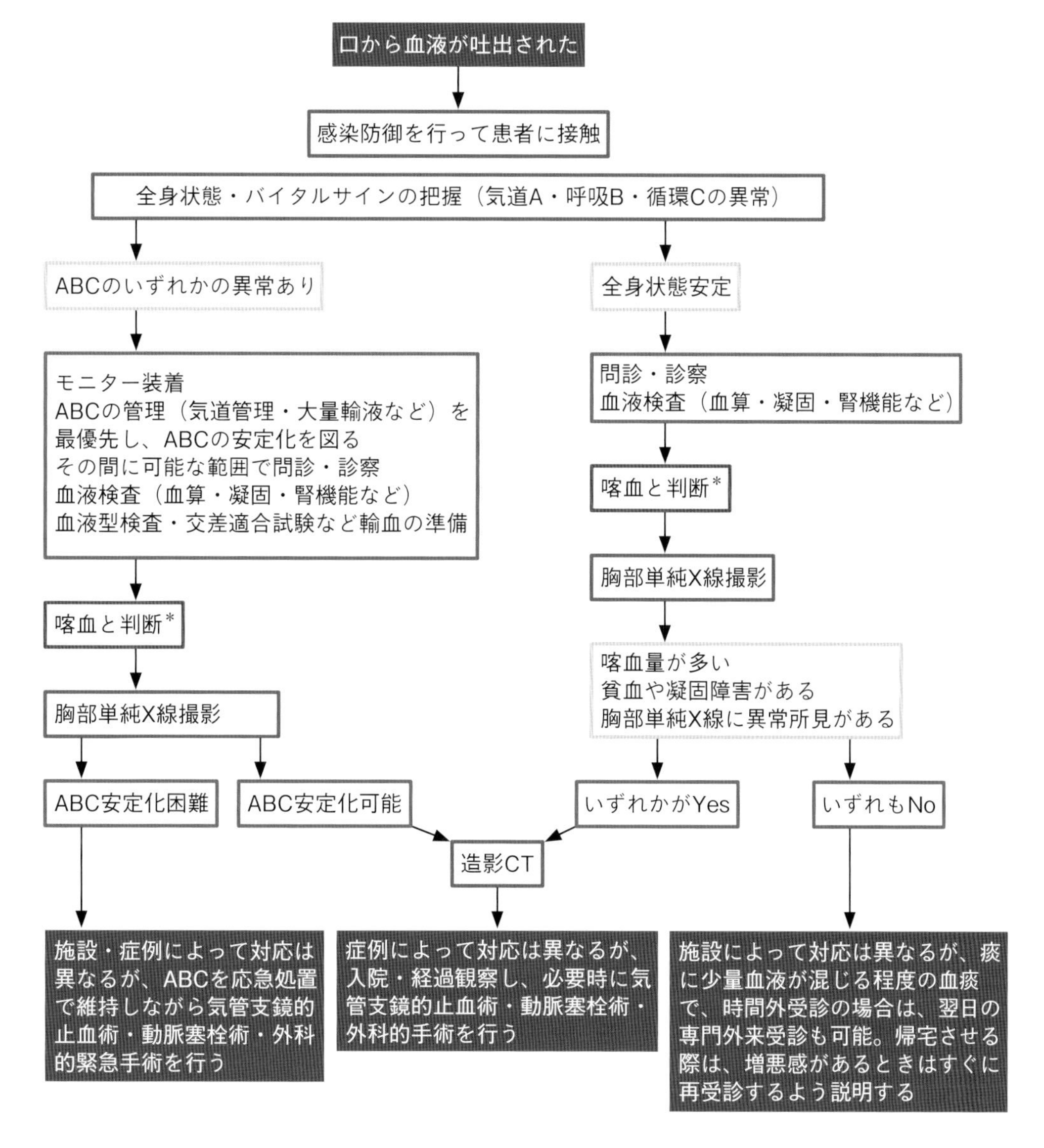

＊喀血以外の場合は他稿参照

引用・参考文献

1）Earwood, JS. et al. Hemoptysis：evaluation and management. Am Fam Physician. 91（4）, 2015, 243-9.
2）Davidson, K. et al. Managing massive hemoptysis. Chest. 157（1）, 2020, 77-88.
3）Inbar, DH. et al. Etiology of hemoptysis. UpToDate. 2020.

11 吐血、下血

土方利之　板橋中央総合病院 救急科 医長

CASE

50代、男性

現病歴	倦怠感、ふらつきを主訴に来院。1週間ほど前から倦怠感を自覚。2日前から体動時のふらつき、倦怠感が強くなり、搬送当日は体動時の息苦しさも増悪したことから自ら救急要請し搬送された。
既往歴	腰痛症。
内服薬	痛み止め。
生活歴	アレルギー：なし、家族歴：母が心筋梗塞、仕事：建築業、タバコ：15本/day、アルコール：缶ビール2本/day。
来院時のバイタルサイン	心拍数118回/min、血圧110/72 mmHg、呼吸数22回/min、SpO_2 98％（room air）、体温36.8℃。
身体所見	意識レベル清明、神経学的異常所見なし、眼瞼結膜貧血なし、眼球結膜黄疸なし、頸静脈怒張なし。呼吸音：清、左右差なし。心音：心雑音なし。腹部：蠕動音問題なし、上腹部軽度膨満感あり、上腹部軽度圧痛あり、筋性防御なし、反跳痛なし。四肢：やや冷汗あり、神経学的異常所見なし。

診断のプロセスと必要な検査

診断のプロセス

・バイタルサインの把握

どのような症例でも、救急現場において大切なのはバイタルサイン【→Part 1-1】の把握です。例えば「心拍数＞収縮期血圧」であれば、収縮期血圧は110 mmHgと保たれていたとしても、ショックとして対応しなければならない状態だということをまずは理解しましょう。また、呼吸数もやや上昇していれば、体内における酸素の循環を保つために呼吸数が上昇していると考えましょう。

また、何が原因で主訴を生じたかを診断するのも重要ですが、上記のような状態の患者では、まずはモニター管理、細胞外液の補液など、バイタルサインを安定させることを最優先としなければなりません。バイタルサインの安定を図らずに診断に進んでしまうと、患者に大きな危険が迫ることがあるので注意が必要です。

・症状の把握

症状を捉えるときはどんな場合でも、急に起きたのか、徐々に起こってきたのかをまずは把握することがとても大切です。仮に徐々に増悪する倦怠感、体動時のふらつきと息苦しさを主訴に来院した場合には、徐々に増悪する症状があり、体の異変に気がつきながらも様子をみていて、ついに我慢できなくなってしまい救急要請となったと考えられます。そのため、何かが「詰まる、裂ける、破裂する」といった原因で起きた症状とは考えにくいと推測できます。

また、症状がどのようなときに増悪（もしくは軽減）するのかにも注目しましょう。体動時に症状が増悪するのであれば、体が運動のために末梢に血液を運搬しようとした際に、それに見合った血液が循環できていないことが考えられます。例えば、貧血、低酸素血症、心不全、循環血液量減少などを引き起こす病気が隠れていることが考えられます。

・身体所見の把握

患者が倦怠感や脱力を訴えて救急外来を受診することがしばしばありますが、その際には中枢神経の異常（脳梗塞や脳出血など）ではなく、全身疾患（貧血、電解質異常、脱水など）のことが多いと考えられます。ふらつきはあるが神経学的異常所見はなく、体動時に増悪するのであれば、中枢神経系は積極的には疑いません。また、眼瞼結膜貧血はみられないもののHb（ヘモグロビン）の値が10 g/dL以上あると、身体所見として貧血様症状は出にくいことも知識としてもっておきましょう。

検査結果とその解釈

前述の診断のプロセスから、今回の症例ではバイタルサイン（頻脈、呼吸数の上昇）と体動時のふらつき・息苦しさから、何か体内で循環血液量が減少するような病態が起こっているのでないかと推測できます。

また、この患者については、体動時に増悪する息苦しさであり安静時ではありません。そのためこの息苦しさは肺炎や気管支炎、慢性閉塞性肺疾患の急性増悪よりも、貧血や脱水、心不全によるものの方が疑わしいと考えられます。呼吸音の異常もないことから、肺に障害が起きているような病態も考えにくいと推測できます。

上腹部に膨満感、軽度圧痛があることから、腹部に何らかの異常所見があることも考えられます。しかし所見としては乏しいため、そこまで緊急性が高い疾患の可能性は低いと考えられます。四肢の冷汗も、末梢循環があまりうまく回っていないことを表すとても大切な身体所見です。

本症例は「ショックバイタルを伴う何らかの循環血液量減少が起き、ふらつき、倦怠感を訴え、特に体動時に増悪する主訴で救急搬送された」と理解できます。

必要な検査

必要な追加の生理、画像、血液検査としては、以下が考えられます。

・血液検査（血算、生化学、凝固）
・心電図
・胸部X線
・心エコー
・上腹部エコー

上腹部の違和感を訴えているため、CTへのアクセスがよい環境では腹部のCTを考慮してもよいかもしれません。

ここで、各種の検査よりも一つ大切な身体所見を忘れてはいけません。それは直腸診の検査です。体動時のふらつきや運動時の息切れを主訴に来院する場合の多くは、患者本人が気づいていない貧血や出血が隠れていることがしばしばあります。その際に直腸診で便の色をみることは、とても有用な手掛かりの一つになります。患者本人にここ数日の便の状況を聞くことも大切です。

検査結果

・血液検査

血液検査の結果は**表1**の通りでした。

・心電図

洞調律、明らかなST-T変化なし、明らかなブロックなし。

・胸部X線

CTR：45％、明らかな異常陰影なし、胸水貯留なし。

・心エコー

EF＞50％、全周性によく動いている、明らかな弁膜症なし。

表1　血液検査の結果

T-Bil	0.5 mg/dL	Na	138 mEq/L
AST	30 IU/L	K	4.2 mEq/L
ALT	25 IU/L	Cl	102 mEq/L
γ-GTP	35 IU/L	WBC	5,900/μL
LDH	200 IU/L	RBC	370万/μL
BUN	28 mg/dL	Hb	12 g/dL
Cr	0.8 mg/dL	PLT	32万/μL

・**上腹部エコー**

胆嚢腫大なし、胆嚢壁肥厚なし。

・**直腸診**

黒色便あり、腫瘤触れず、痔核なし。

検査結果の解釈

血液検査上は大きな異常はみられませんが、BUN/Crの上昇がみられます。これは消化管出血を疑う一つの助けとなります[1)]。また、Hbが12 g/dLと50代の男性としては低下しています。これも貧血を指し示す重要な検査結果となりますが、Hbの値は解釈に注意が必要です。この患者のように、徐々に症状が出てくるような場合にはHbの値は体内の出血と比例して低下していきますが、急に起きた出血ではHbの低下はみられないことに注意しなければなりません。例えるなら、コップに注いだ100％のオレンジジュースを半分こぼしてしまっても、コップに残ったオレンジジュースは100％のまま、これと同じことです。

直腸診で黒色便がみられています。これも上部消化管出血を疑ううえでとても大切な所見となります。内服薬や食事によっては便が黒くなる場合もあるので注意が必要です。

症例のまとめ

本症例は上部消化管出血に伴う循環血液量減少による倦怠感、体動時のふらつき、息苦しさを主訴とした患者でした。原因は腰痛症のために内服している痛み止めでした。

上部消化管出血の患者は、吐血そのものを主訴に来院することも珍しくありませんが、それよりも倦怠感や体動時のふらつき、時には失神を主訴に受診することが少なくありません。そのような患者の疾患として消化管出血と診断することは困難であることが多いですが、徐々に増悪する症状、体動時の症状増悪などから病態を推測することがとても大切です。診断のプロセスをもう一度読んで、症例を振り返ってもらいたいと思います。

「吐血、下血」へのアプローチ

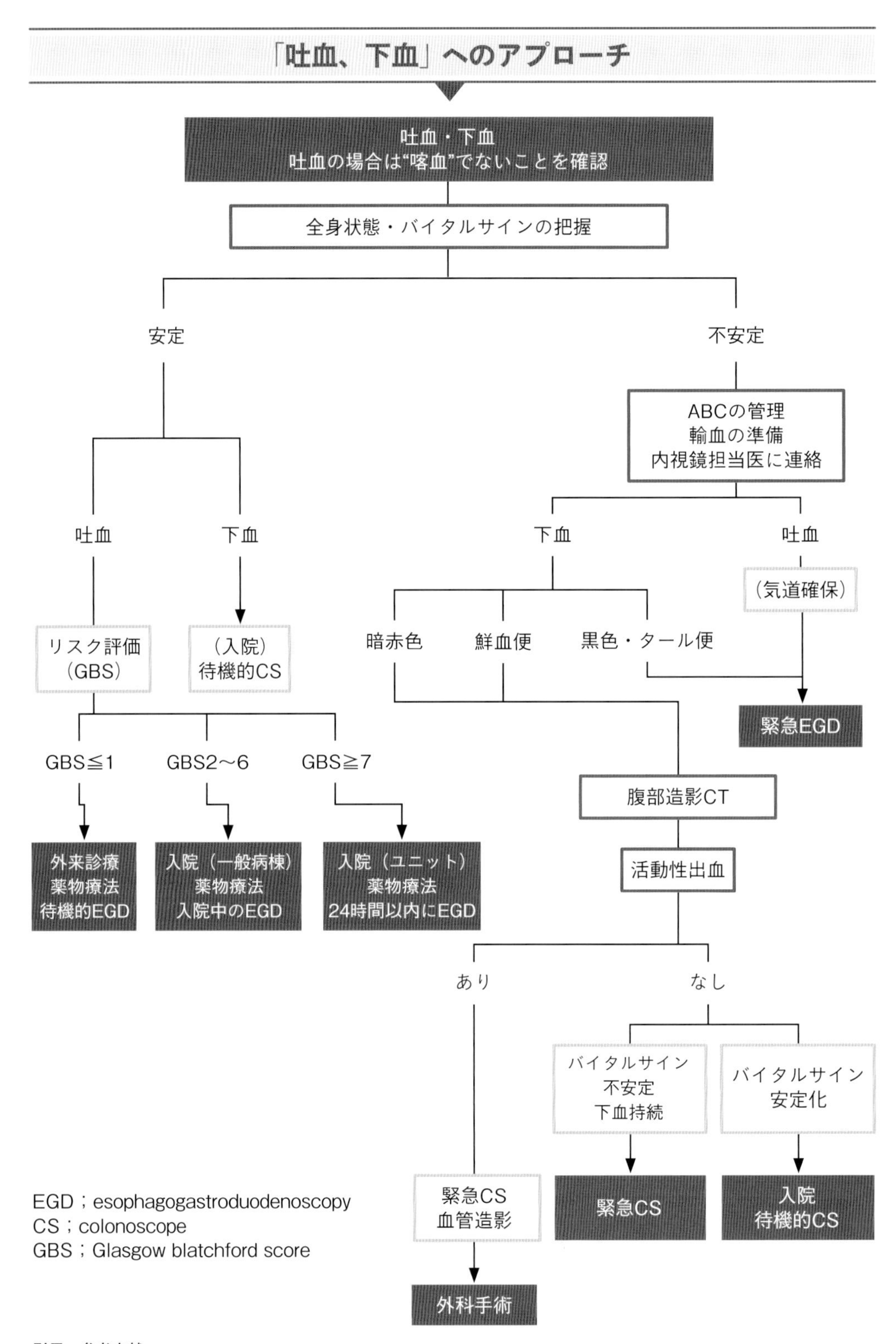

引用・参考文献

1）Srygley, FD. et al. Does this patient have a sever upper gastrointestinal bleed? JAMA. 307(10), 2012, 1072-9.

12 腹痛

杉浦 岳 前橋赤十字病院 高度救命救急センター
集中治療科・救急科

CASE

53歳、男性

現病歴	2日前に友人と飲酒。昨日から徐々に心窩部痛を自覚。様子をみていたが、改善せず、本日朝から歩行でも痛みを伴い、増悪傾向であり、救急外来を受診した。
既往歴	胆石症。
生活歴	飲酒：ビール2杯/day、喫煙歴なし。
救急外来受診時のバイタルサイン	気道開通、SpO_2 99％（room air）、呼吸数24回/min、血圧138/70 mmHg、心拍数105回/min、体温36.7℃。
身体所見	眼球黄染なし、腹部平坦、軟、腹部全体で打診痛を認める。心窩部で圧痛あり。

診断のプロセスと必要な検査

痛みの部位ごとに分けて鑑別を行う

患者来院時にはABCの初期評価を必ず行います。腹部大動脈瘤破裂や汎発性腹膜炎などではショックバイタルを呈することがあり、注意が必要です。

腹痛の鑑別を行ううえでは、痛みの部位ごとに分け、近傍の臓器による疾患を鑑別することが有用です（**図1**）[1]。心窩部近傍には、肝臓・胆嚢・胆管・膵臓・胃・大腸・小腸・大動脈があります。忘れがちなのが、心臓です。心筋梗塞は見逃すと致死的なので、必ず鑑別疾患に挙げなければなりません。それぞれの臓器と時間経過・発症様式を参考に鑑別疾患を挙げていきます。

心筋梗塞については、心電図は簡便にできるのですぐに行いましょう。心筋逸脱酵素を提出するかどうかは、心血管リスクや疑わしい病歴などがあれば施行するのがよいでしょう。

上部消化管穿孔は穿孔の原因として消化性潰瘍が重要です。NSAIDsなど潰瘍リスクの有無を確認します。身体所見では腹膜刺激徴候が重要です。最終的な診断はCTでfree airを確認します。ただし、早期にはfree airを伴わないこともあるので、腹痛が強いときなどはすぐに帰宅させずに経過観察させるような注意が必要です。

胆嚢炎と胆管炎は診断基準をおさらいしておきましょう。胆管炎では胆汁うっ滞所見とし

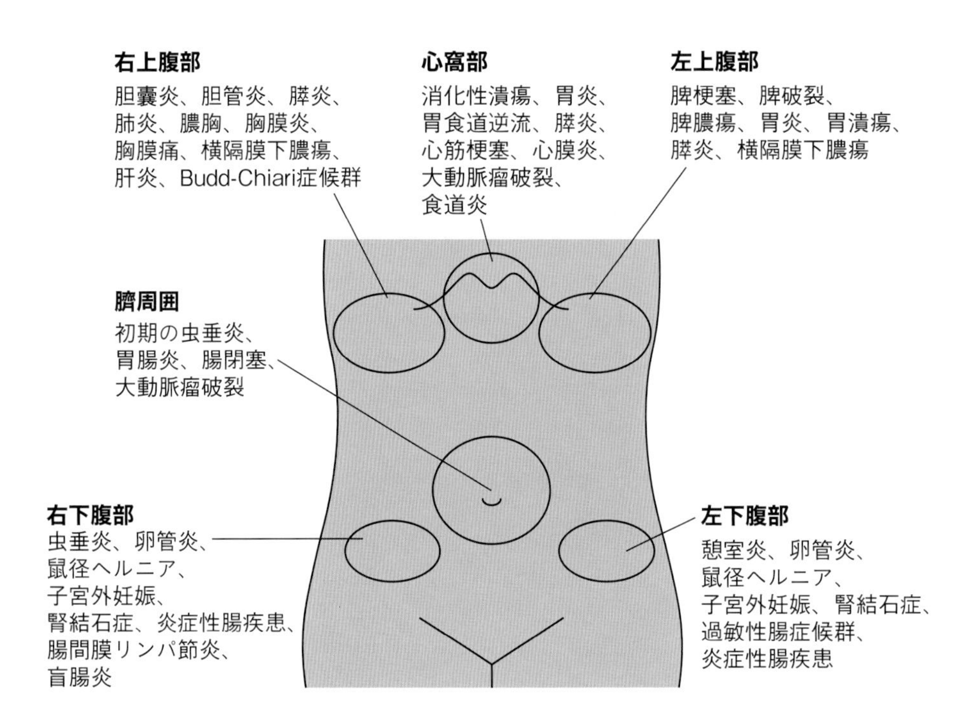

図1　腹痛の鑑別疾患（文献1より改変）

て黄疸や血液での肝機能異常を採用していますが、胆嚢炎では採用されていません。肝機能が正常だからといって胆嚢炎は否定できないので注意が必要です。胆嚢炎の診断には、迅速性・簡便性も考慮するとエコーが有用です。胆管炎の診断にも画像所見が必要ですが、総胆管は周囲の腸管ガスの影響などで観察が難しい場合も多く、造影CTを施行することが多いです。ただし、造影CTで観察されない結石もあるので、総胆管拡張を認め胆管炎が疑わしい症例の場合にはMRCPやERCPを追加する場合があります。

膵炎は大きくアルコール性、胆石性、特発性に分かれます。アルコール性は直前の大量飲酒の有無をとりにいくこと、胆石性は胆石症の既往を確認することが大切です。胆石性膵炎は胆管炎を合併している可能性があるので、肝機能検査【→Part 1-5】も確認することが重要です。発症初期にはAMY（アミラーゼ）の上昇を認めないことも多く、リパーゼの方がより早期に上昇を認めます。AMYは膵臓以外の要素でも上昇することがあります。急性膵炎を疑ったらリパーゼも提出しましょう。

検査結果とその解釈

本症例では若干の頻脈を認めますが、その他のバイタルサインは安定しており、現段階ではすぐに蘇生が必要な患者ではありません。蘇生が必要ないことを確認したうえで鑑別に入ります。

検査結果

・血液検査

血液検査（血算・凝固系・生化学）の結果は**表1～3**の通りでした。

・動脈血液ガス分析

動脈血液ガス分析の結果は**表4**の通りでした。

AMY上昇から膵炎を疑う

本症例は突然発症というよりは急性の経過の心窩部痛なので、心筋梗塞、上部消化管穿孔、胆嚢炎、胆管炎、膵炎は除外しなければなりません。急性胃腸炎はあくまでも除外診断なので、安易に診断しないことが重要です。

12誘導心電図を施行しましたが、新規のST変化はありませんでした。トロポニンIも提出しましたが、正常範囲内でした。エコーを施行しましたが、胆嚢腫大や胆石は認めませんでした。血液検査では肝機能検査の異常は認めませんでした。

AMY上昇を認めていたのでリパーゼを提出すると、80 U/Lまで上昇していました。一昨日に飲酒のエピソードがあったことから、膵炎を疑い造影CTを施行しました。膵臓の造影不領域は認めないものの、膵周囲と前腎傍腔の液体貯留を認め、急性膵炎の診断となりました。総胆管拡張はなく、結石も認めなかったことからアルコール性膵炎の診断です。予後因子に該当する項目はなく（**表5**）[2]、CT Grade 1であり、現段階では重症膵炎の診断にはなりませんが、入院後に重症化するおそれがあります。消化器内科にコンサルトのうえ、入院加療の方針となりました。

表1　血液検査（血算）の結果

WBC	10,000/μL
RBC	454×10^4/μL
Hb	14.0 g/dL
Ht	40.6％
MCV	89.4fl
MCH	30.8 pg
MCHC	34.5％
PLT	19.6×10^4/μL

表2　血液検査（凝固系）の結果

PT	12.0秒
PT-INR	1.01
APTT	21.3秒
フィブリノゲン	320 mg/dL
Dダイマー	0.1 μg/mL
AT	99％

表3　血液検査（生化学）の結果

総蛋白	6.7 g/dL	T-CHO	140 mg/dL
ALB	4.4 g/dL	BUN	14 mg/dL
T-Bil	0.7 mg/dL	Cr	0.68 mg/dL
D-Bil	0.1 mg/dL	Na	139 mEq/L
I-Bil	0.6 mg/dL	K	4.2 mEq/L
AST	20 U/L	Cl	104 mEq/L
ALT	18 U/L	Ca	8.9 mg/dL
ALP	55 U/L	CK	213 U/L
γ-GTP	18 U/L	AMY	180 U/L
LDH	230 U/L	CRP	6.48 mg/dL

表4　動脈血液ガス分析の結果

pH	7.44
$PaCO_2$	40.3 mmHg
PaO_2	83.0 mmHg
HCO_3^-	24 mmol/L
BE	0.4 mEq/L

表5　急性膵炎のCT Gradeと予後因子（文献2より改変）

〈予後因子（各1点とする）〉

① BE≦－3 mEq/L、またはショック（収縮期血圧≦80 mmHg）
② PaO_2≦60 mmHg（room air）、または呼吸不全（人工呼吸管理が必要）
③ BUN≧40 mg/dL（or Cr≧2 mg/dL）、または乏尿（輸液後も1日尿量が400 mL以下）
④ LDH≧基準値上限の2倍
⑤ PLT≦10万/μL
⑥ 総Ca≦7.5 mg/dL
⑦ CRP≧15 mg/dL
⑧ SIRS診断基準*における陽性項目数≧3
⑨ 年齢≧70歳

*SIRS診断基準項目：①体温＞38℃または＜36℃、②心拍数＞90回/min、③呼吸数＞20回/minまたは$PaCO_2$＜32 mmHg、④WBC＞12,000/μLか＜4,000 μLまたは10％幼若球出現

〈造影CT Grade〉

①炎症の膵外進展度

前腎傍腔	0点
結腸間膜根部	1点
腎下極以遠	2点

②膵の造影不良域

各区域に限局している場合、または膵の周辺のみの場合	0点
2つの区域にかかる場合	1点
2つの区域全体を占める、またはそれ以上の場合	2点

膵を便宜的に3つの区域（膵頭部、膵体部、膵尾部）に分け判定する。

①＋②合計スコア

1点以下	Grade 1
2点	Grade 2
3点以上	Grade 3

「腹痛」へのアプローチ

引用・参考文献

1）福井次矢ほか監訳. ハリソン内科学. 第4版. 東京, メディカル・サイエンス・インターナショナル, 2013, 97.
2）急性膵炎診療ガイドライン2015改訂出版委員会ほか編. “第VI章 急性膵炎の重症度診断 1. 厚生労働省急性膵炎重症度判定基準（2008）”. 急性膵炎診療ガイドライン2015. 第4版. 東京, 金原出版, 2015, 96.

13 嘔吐、下痢

白戸康介 相澤病院 救急科 医長

CASE

38歳、男性

現病歴	X－3日から嘔吐下痢。X日、症状改善なく救急外来受診。腹痛あり。嘔吐は1日2回程度、下痢は水様便を1日5行程度。血便なし。3カ月以内の海外渡航歴なし。
既往歴	扁桃腺炎（X－20日からX－10日まで抗菌薬投与）。
薬剤歴	常用薬なし、X－20日からX－10日までアモキシシリン。
バイタルサイン	体温38.0℃、心拍数94回/min、血圧136/78 mmHg、呼吸数16回/min、SpO_2 98％、Glasgow Coma Scale E4V5M6。
身体所見	腹部は平坦軟、圧痛なし。直腸診で血便や下血の付着なし。

診断のプロセスと必要な検査

まずはより緊急性の高い疾患を否定することから

嘔吐下痢を訴える患者は救急外来を多数受診します。その多くは感染性胃腸炎ですが、救急外来においてはより緊急性の高い疾患を否定することが重要です。嘔吐の鑑別疾患は多岐にわたり、随伴症状からのアプローチの方が簡便と思われるので、本稿では割愛し、下痢に対してのアプローチを解説します。

第一に、重篤な合併症（脱水、低カリウム血症、高クロール性代謝性アシドーシス）がないかを検討します。全身状態が不良であれば、血液検査【→Part 1-3～6】、血液ガス分析【→Part 1-2】を含めてこれらを検索し、介入することが必要です。

第二に、感染性胃腸炎以外の疾患を否定します。鑑別疾患は消化器疾患以外も多数あり、腸管周囲の炎症性疾患すべてともいえます。言い換えると鑑別診断を絞りやすい症状ではないので、別の強い症状があれば、その症状を中心としたアプローチに切り替える方が診断に近づけるでしょう。例えば、強い腹部の圧痛があれば虫垂炎 / 憩室炎をはじめとした急性腹症、ショックや皮疹があればアナフィラキシー / toxic shock syndromeなど、若年女性で下腹部痛があれば産婦人科疾患などです。

最後に、ようやく感染性胃腸炎についての検討を行います。感染性胃腸炎は原則として臨床症状から診断し、その多くは抗菌薬を必要とせず、自然に改善します。しかし、なかには

表1　便培養を検討すべき状況（文献1、2より作成）

・症状が強い（脱水、強い腹痛、水様便6行/day以上、体温38.5℃以上、入院が必要）
・7日間以上症状が持続
・状態増悪リスクあり（70歳以上、免疫不全、心疾患、妊娠、炎症性腸疾患）
・血便
・社会的な理由（医療従事者など）

表2　empiricな抗菌薬を検討すべき状況（文献1、2より作成）

・症状が強い（敗血症、脱水、入院が必要）
・14日間以上症状が持続
・状態増悪リスクあり（月齢3カ月未満、70歳以上、免疫不全、心疾患）
・血便
・抗菌薬関連腸炎の疑い

*Campylobacter*のように介入した方が予後良好となる可能性があるものが含まれます。その介入すべき群はどのように同定し、検査、介入をすればいいのでしょうか。ガイドライン[1]に細かく記載がありますが、救急外来で使用するには煩雑な印象があるので、UpToDate[2]の記載も参考にして簡便にまとめたものを紹介します（**表1、2**）。

2つの検査の結果からCD感染症と診断

CDの検査は、便培養検査が基本ですが、抗原であるGDH（グルタミン酸脱水素酵素）とトキシンを同時にチェックできる迅速診断キットを用いると、迅速な診断につながり便利です。ガイドライン[3]にフローチャートの記載があり、無料で見ることができます。

考えかたとして、トキシン検査陽性は病原性があるCDが存在することを示唆しますが、感度が低いため、トキシン陰性でもCD感染症は否定できません。一方、GDH陽性はCDが存在することを示唆しますが、病原性の有無は不明です。しかし、GDHは感度が高いため陰性であればCDが存在しない可能性が高いといえます。この2つの検査を組み合わせて診断を行います。悩ましいケースはGDH陽性、トキシン陰性の場合です。この場合はNAAT（核酸増幅検査）、便培養検査で病原性がある菌株かどうかチェックする、臨床的に判断して治療を開始する、というアプローチになります。

検査結果とその解釈

抗菌薬関連腸炎が疑われ、CD抗原・トキシン検査を実施

さて、本症例のアプローチについてです。大きな既往はなく、全身状態も良好であり、重

篤な合併症は否定的と思われます。腹部の圧痛もなく、随伴症状も特記すべきものはなく、感染性胃腸炎以外の疾患は積極的には疑いません。感染性胃腸炎と暫定診断（確定診断ではありません）できます。

便培養の必要性は高くない群ですが、本症例は抗菌薬関連腸炎が疑われる経過です。そのため、便検体で*Clostridioides difficile*（CD）抗原、トキシンの検査をする必要があります。前述の通り、トキシンが陰性であっても、empiricに抗菌薬治療を行うことを考慮しなければいけません。

本症例では、CD抗原、トキシンともに陽性であり、CD感染症と診断し、メトロニダゾールによる治療を開始しました。

「嘔吐、下痢」へのアプローチ

嘔吐下痢

全身状態不良 → 重篤な合併症の検索
・脱水
・電解質異常
・酸塩基平衡異常

別の強い症状がある → 強い症状を中心としたアプローチに変更

感染性胃腸炎以外の疾患の検討 → 検索・対処

感染性胃腸炎が疑わしい

empiric に抗菌薬が必要か？ → 必要 → 抗菌薬投与

不要

便培養が必要か？ → 必要 → 便培養

不要

対症療法で経過観察

引用・参考文献

1）Shane, AL. et al. 2017 Infectious Diseases Society of America Clinical Practice Guidelines for the Diagnosis and Management of Infectious Diarrhea. Clin Infect Dis. 65(12), 2017, e45-e80.

2）UpToDate. Approach to the adult with acute diarrhea in resource-rich settings.

3）日本化学療法学会ほか. *Clostridioides*(*Clostridium*) *difficile* 感染症診療ガイドライン. 日本化学療法学会雑誌. 66(6), 2018, 645-90.

14 腰背部痛

杉浦 岳 前橋赤十字病院 高度救命救急センター
集中治療科・救急科

CASE

52歳、男性

現病歴	就寝までは特に痛みはなく体調も変わりなかった。本日午前4時ごろ、突然の左腰背部痛を自覚し起床。トイレにこもるも排便や排尿なし。ソファの上で横たわり痛み悶えているところを妻に発見され、救急要請された。
既往歴	高血圧。
生活歴	機会飲酒、喫煙20本/day×30年。
身体所見	腹部平坦、軟、圧痛なし、左CVA叩打痛（＋）。
バイタルサイン	SpO_2 99％（room air）、呼吸数24回/min、血圧178/98 mmHg、心拍数110回/min。

診断のプロセスと必要な検査

➡ 外傷機転の有無を確認、次いで致死的な疾患を除外

腰背部痛を伴う大動脈瘤破裂では、出血に伴いショックバイタルを呈することがあり、尿管結石による閉塞性尿路感染症でも敗血症性ショックとなるので注意が必要です。バイタルサイン【→Part 1-1】の把握はとても重要です。バイタルサインが安定しているのを確認してから、腰背部痛の鑑別に進みましょう（**表1**）[1、2]。

腰背部痛の鑑別では、最初に外傷機転の有無を確認しましょう。なければ安易に急性腰痛症と診断しないことです。まずは致死的な疾患を除外することが重要です。鑑別疾患は臓器と時間経過で考えていきますが、急性の腰背部痛であれば尿路結石や血管疾患が鑑別に挙がります。突然発症の腰背部痛で致死的な経過をたどることもあるため、まず鑑別しなければならない疾患は腹部大動脈瘤破裂、大動脈解離のような血管系の疾患です。

大動脈瘤・解離をベッドサイドで簡便に行える検査としてはエコーがあります。腹部大動脈瘤破裂では、大動脈径の拡大や周囲の血腫の有無を確認します。大動脈解離ではフラップの有無を観察しますが、偽腔閉塞型など観察できない場合があるので、フラップがなくても大動脈解離の除外はできません。エコーだけでは除外しきれないケースが多く、疑ったら造影CTを施行することが、見逃すと致死的な経過をたどる可能性も加味すると重要です。

表1　腰背部痛の鑑別（文献1、2を参考に作成）

臓器	疾患
脊椎	外傷：脊椎圧迫骨折、筋筋膜性腰痛症 変性疾患：脊椎骨粗鬆症、変形性脊椎症、がんの骨転移
胸部	呼吸器系：肺腫瘍、気胸など 心血管疾患：虚血性心疾患、大動脈解離、大動脈瘤破裂など
腹部	泌尿器系：尿管結石、悪性腫瘍など 産婦人科系：子宮筋腫、悪性腫瘍など 消化器系：胆石、悪性腫瘍など

表2　尿路結石の画像検査の特徴（文献3を参考に作成）

検査	感度	特異度
超音波検査（上部尿路）	95％以上	95％以上
超音波検査（全部位）	78％	31％
単純CT	94～100％	92～100％

血液検査では、大動脈瘤破裂では後腹膜出血に伴う貧血の進行の有無が重要です。大動脈解離ではDダイマー【→Part 1-4】の上昇を認めますが、特異度は高くないため解釈に注意が必要です。

尿路結石の注意点として、閉塞性の尿路感染症を合併することがあります。特に時間経過後の結石で発熱を伴うときには注意が必要です。血液検査で、WBCやCRP（C反応性蛋白）など【→Part 1-3、7】の炎症反応の上昇を確認することや、血液培養や尿検査・培養【→Part 1-14】を提出することが大切です。

大動脈疾患も尿管結石も中年男性に多い疾患で、発症も突然であることが多いです。血管系の疾患を見逃すと致死的になることがあるので、常に大動脈疾患を疑う姿勢が大切です。

尿管結石は単純CTで診断できることが多いです（**表2**）[3]。尿路結石を病歴から強く疑うときには造影剤投与のリスクを考え、まずは単純CTを施行することが多いです。

他にもまれではありますが、心房細動を伴う患者で抗凝固療法が行われていない場合では腎梗塞も鑑別に入れておく必要があります。

検査結果とその解釈

検査結果

・血液検査

血液検査（血算、凝固、生化学）の結果は**表3～5**の通りでした。

・尿検査

尿比重1.014、pH 6.0、蛋白（－）、糖（－）、潜血（＋）、ケトン体（－）。

尿沈渣：RBC 100/1未満HPF、WBC 1/1未満HPF、扁平上皮細胞1/1未満HPF、尿路上皮細胞1/1未満HPF、尿細管上皮細胞1/1未満HPF、硝子円柱10〜19/WF、顆粒円柱30〜49/WF、上皮円柱0、赤血球円柱0、細菌1＋、真菌1＋、蝋様円柱5〜9/WF。

本症例は、突然発症の腰背部痛の症例です。まず、バイタルサインは頻脈以外は落ち着いており、現段階では、蘇生の必要はありません。

血液検査と尿検査では、WBC（白血球）の上昇と血尿を認めています。WBCは非特異的に上昇するので、これだけでは疾患の鑑別には至りません。血尿を伴っている点は尿路結石を考慮します。

本症例ではわずかにDダイマーの上昇を認めており、血液検査では大動脈解離の否定も診断もできません。造影CTを施行する可能性があるので、腎機能の評価は行っておく必要があります。

➡ 本症例で最も疑うべき疾患と調査

本症例のような早期発症の場合、最も疑うのは尿管結石です。尿路結石では血尿を伴うことが多いですが、伴わないこともあるので、血尿がないからといって尿管結石を否定できません。エコーでは水腎を伴うことが多く、ベッドサイドで簡便に行えるのでまず実施します。

表3　血液検査の結果（血算）

WBC	10,000/μL
RBC	454×10^4/μL
Hb	14.0 g/dL
Ht	40.6%
MCV	89.4 fl
MCH	30.8 pg
MCHC	34.5%
PLT	19.6×10^4/μL

表4　血液検査の結果（凝固）

PT	12.0秒
PT-INR	1.01
APTT	21.3秒
フィブリノゲン	320 mg/dL
Dダイマー	1.0 μg/mL
AT	99%

表5　血液検査の結果（生化学）

総蛋白	6.7 g/dL	T-Cho	140 mg/dL
ALB	4.4 g/dL	BUN	14 mg/dL
T-Bil	0.7 mg/dL	Cr	0.68 mg/dL
D-Bil	0.1 mg/dL	Na	139 mEq/L
I-Bil	0.6 mg/dL	K	4.2 mEq/L
AST	20 U/L	Cl	104 mEq/L
ALT	18 U/L	Ca	8.9 mg/dL
ALP	55 U/L	CK	213 U/L
γ-GTP	18 U/L	AMY	66 U/L
LDH	180 U/L	CRP	0.10 mg/dL

決定的な検査はCTです。

➡ 単純CTおよび尿検査で尿管結石と診断

エコーでは大動脈のフラップは認めず、大動脈径の拡大も認めませんでしたが、左腎盂の拡大を認めています。

単純CTを施行すると、左膀胱尿管移行部に5 mmの高吸収域を認めました。尿検査で血尿を認めることとあわせて、尿管結石の診断となりました。大きさとしては自然排石を期待できる大きさであり、鎮痛薬を処方のうえ近医泌尿器科に紹介の方針としました。

また、発熱や悪寒戦慄など閉塞性尿路感染症を疑う症状を認めたときには、すぐに救急外来を受診するように説明しました。

「腰背部痛」へのアプローチ

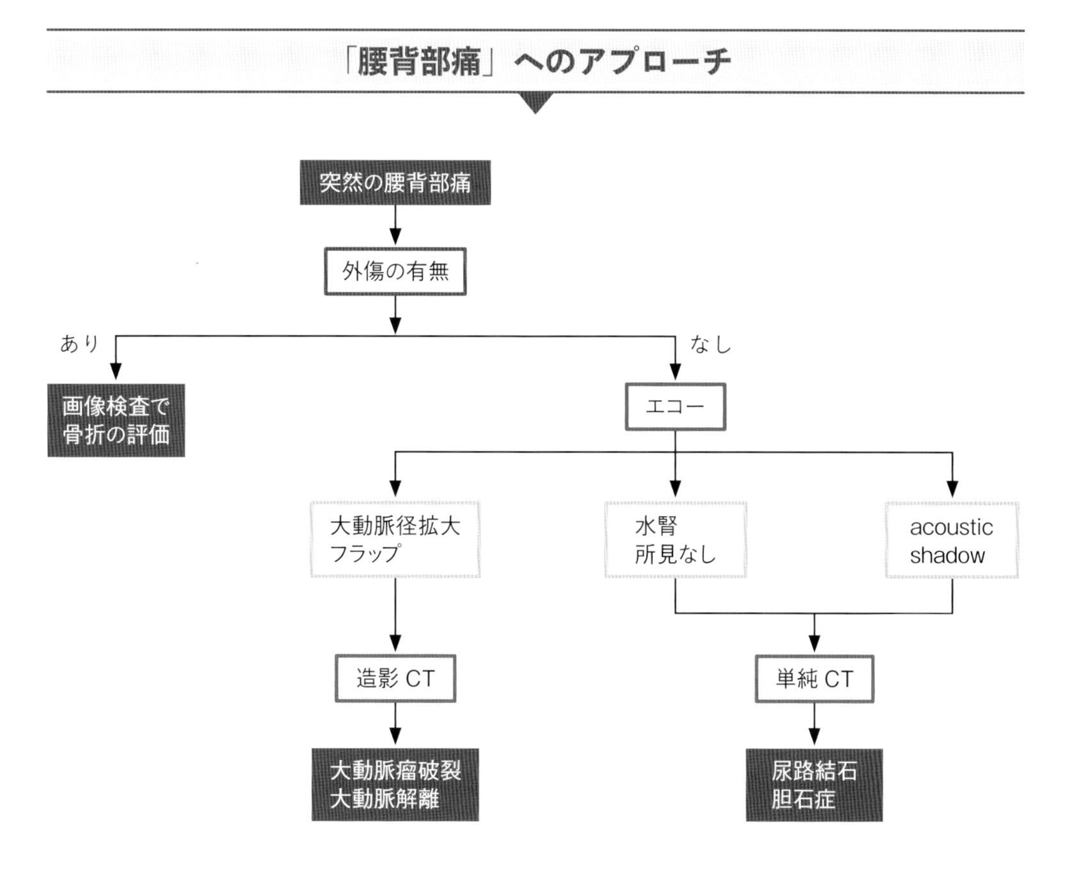

引用・参考文献

1) 中村孝志ほか. “背痛”. 内科診断学. 第2版. 福井次矢ほか編. 東京, 医学書院, 2008, 576.
2) “腰痛”. 前掲書1). 579.
3) 日本泌尿器科学会ほか編. “2.診断・治療 CQ07：急性腹症で尿路結石の診断に推奨される画像検査は何か？”. 尿路結石症診療ガイドライン2013年版. 東京, 金原出版, 2013.

15 血尿

菊谷祥博 中通総合病院 救急総合診療部 診療部長

CASE

78歳、男性

現病歴	3日前から頻尿、排尿時痛、血尿があり経過をみていたが改善せず、本日になり排尿困難と下腹部痛を自覚するようになったため、ERを受診した。
既往歴	20年前から糖尿病でインスリン治療中。5年前に脳梗塞を発症し抗血小板薬を内服している。尿路感染症で過去2度の入院歴がある。
バイタルサイン	体温37.5℃、心拍数100回/min、血圧110/56 mmHg。
身体所見	眼瞼結膜に軽度の貧血を認め、前腕に陳旧性の皮下出血斑を複数認める。下腹部は膨隆し、強い圧痛を認める。

診断のプロセスと必要な検査

尿検査（尿定性検査および尿沈渣）

血尿は腎・泌尿器疾患および全身性疾患の診断、治療につながる重要な症候の一つです。尿定性検査および尿沈渣を行うことで腎性、腎外性、全身性と鑑別していきます。例えば、尿中のRBC（赤血球）の変形をみることで腎性血尿と腎外性血尿の区別をしたり、WBC（白血球）や細菌の検出で尿路感染の有無、異形細胞の出現での尿路系悪性腫瘍を疑うきっかけとなります。尿グラム染色、尿培養検査、尿細胞診検査をあわせて提出します【→Part 1-10、14】。排尿が困難な患者には導尿用のカテーテルを用いて検体採取を行いますが、不潔な操作や尿道の損傷などによるコンタミネーションにより検査値が異常と判断されないよう注意が必要です。

また、血尿へのアプローチは、尿色調により気づかれる肉眼的血尿と尿検査により診断される顕微鏡的血尿に区別されますが、ERを受診する患者の多くは肉眼的血尿を訴え、一方で顕微鏡的血尿は主に検診異常で指摘されたり、偶発的に発見されます。両者は尿へのRBCの混入の程度により区別されるため、関連する疾患はオーバーラップする可能性があります（**表1**）。

肉眼的血尿が長時間持続する、もしくは短時間であるが大量に出血した場合、貧血の進行や起立性低血圧、ショック症状を呈します。原因は悪性腫瘍、出血性膀胱炎、尿路感染症、

表1　血尿へのアプローチ法

	臨床背景	主な疾患
顕微鏡的血尿（潜血陽性、RBC≧5個/HPF）	・無症候。加齢とともに増加し病的でないことも多い ・女性に多い	腎糸球体疾患、腎尿路悪性腫瘍、尿路結石、膀胱炎、前立腺肥大症、腎動静脈奇形、腎嚢胞、多発性嚢胞腎
肉眼的血尿	・自主的に来院することが多い ・尿路系悪性腫瘍の最も多い初発症状の一つである	尿路上皮がん（膀胱がん、腎盂尿管がん）、腎がん、前立腺肥大症、腎動静脈奇形、腎梗塞、尿路結石、出血性膀胱炎、特発性腎出血

表2　尿検査の結果

項目	結果	項目	結果
色調	赤色	WBC反応	3＋
混濁	2＋	RBC	100/HPF
比重	1.02	WBC	50～99/HPF
pH	6.5	扁平上皮細胞	20～29/HPF
蛋白	2＋	尿細管上皮細胞	1～4/HPF
潜血	3＋	細菌	3＋
亜硝酸塩	＋		

腎臓外傷、医原性（尿道留置カテーテルによる前立腺や尿道の損傷）などがあり、抗凝固薬や抗血小板薬はさらに出血を助長します。画像検査での原因検索を行うとともに、全血球計算や凝固機能の検査【→Part 1-3、4】を追加して行います。

血清生化学検査

前立腺肥大症、前立腺がん、尿道狭窄、神経因性膀胱、薬剤性、出血や結石による内尿道口の閉塞などは尿閉の原因となり、拡張した膀胱が下腹部に触知できるようになります。高度な尿閉が一定期間持続すると結果的に腎糸球体内圧が高まり、腎後性腎不全となります。腎機能を評価するために血清生化学検査を実施し、BUN（尿素窒素）、Cr（クレアチニン）を測定する必要があります【→Part 1-6】。

また血清電解質をあわせて測定します。感染徴候があり、尿検査などにより尿路感染を疑うときは、炎症の程度を評価するためCRP（C反応性蛋白）【→Part 1-7】なども測定します。

検査結果とその解釈

検査結果

・尿検査

尿検査の結果は**表2**の通りでした。

表3　血液検査の結果

WBC	12,300/μL	Alb	4.0 g/dL
Hb	8.5 g/dL	BUN	23.0 mg/dL
PLT	18.4×10^{4}/μL	Cr	2.30 mg/dL
TP	6.5 g/dL	CRP	10.5 mg/dL

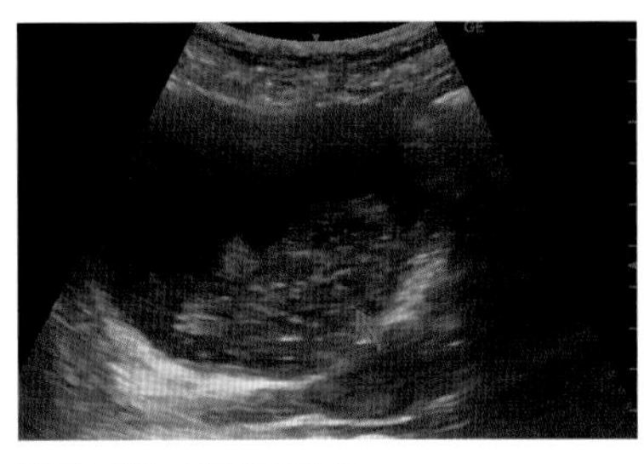

膀胱内部に血腫を認める。　　水腎症を認める。

図1　超音波検査

・**血液検査**

血液検査の結果は**表3**の通りでした。

・**腹部超音波検査**

拡張した膀胱と内部に不均一な腫瘤像を認め、両側腎盂に水腎症を認めます（**図1**）。

検査結果の解釈

本症例は、高齢、長年の糖尿病、脳梗塞、尿路感染での複数回の入退院の既往があることから、前立腺肥大や悪性腫瘍、神経因性膀胱などによる排尿障害を合併した、複雑性尿路感染症の存在が考えられます。また皮下出血斑から、抗血小板薬の内服により易出血傾向があると考えられます。

尿検査では色調赤色、潜血陽性、RBC多数であることから肉眼的血尿を認め、亜硝酸塩、WBC反応、WBC多数、細菌陽性、炎症反応の上昇からは尿路感染症に伴う全身性の炎症が示唆されます。腎盂腎炎からの菌血症を予測できるような場合は、尿培養とあわせ血液培養検査も行います。尿蛋白が陽性である所見は糖尿病性腎症、尿路感染などによるものと推測できます。尿細管上皮細胞が陽性でBUN、Crが上昇していることから腎機能障害があることがわかります。

腎機能障害を評価するときにはその経過から慢性か急性かの鑑別が必要になりますが、この検査結果のみではそれを確定することはできません。また、治療方針の決定のために腎前性、腎性、腎後性の腎機能障害を鑑別する必要があります。その鑑別の一助となるのが腹部超音波検査で、下大静脈径、腎臓の萎縮の有無、腎盂の拡張、尿管結石、膀胱腫瘍や血腫、前立腺などを評価します。

上記の尿および血液検査の結果と超音波検査の結果から、本症例は細菌性膀胱炎による膀胱からの出血とそれに伴う貧血の進行、膀胱内血腫による尿閉（膀胱タンポナーデ）、水腎症を呈し腎後性腎不全を合併した可能性が高い病態と判断しました。

「血尿」へのアプローチ（文献1を参考に作成）

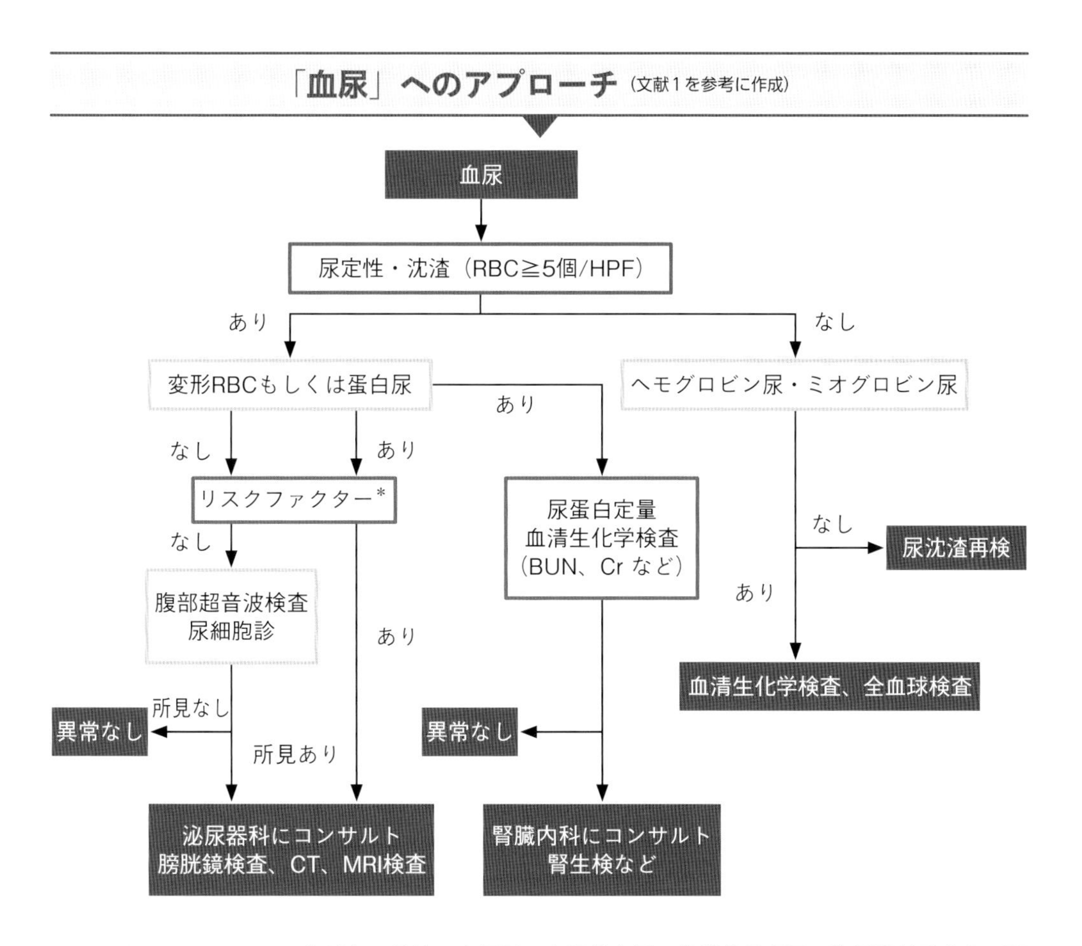

＊リスクファクター：40歳以上の男性、喫煙歴、肉眼的血尿、化学薬品曝露、泌尿器科系疾患の既往、排尿刺激症、尿路感染の既往、骨盤放射線照射歴、シクロホスファミド治療歴。

引用・参考文献

1）血尿診断ガイドライン編集委員会, 日本腎臓学会編. "顕微鏡的血尿の診断". 血尿診断ガイドライン2013. 東京, ライフサイエンス出版, 2013, 21. http://cdn.jsn.or.jp/guideline/pdf/hugl2013.pdf（accessed 2021-02-12）

16 発熱

山田 宗、藤井 遼 済生会宇都宮病院 救急・集中治療科

CASE

67歳、男性

現病歴	夏の日中に悪寒を自覚し、改善しないため室温35℃の部屋で2時間休んだ。その間に水分の補給なし。四肢の脱力も出現し、体動困難となり救急要請した。
既往歴	糖尿病。
内服薬	テネリグリプチン、カナグリフロジン。
バイタルサイン	血圧156/78 mmHg、心拍数135回/min・整、呼吸数27回/min、SpO_2 95％、深部体温38.2℃、意識清明（GCS E4V5M6）。
身体所見	頭頸部：項部硬直なし、jolt accentuationなし、眼瞼結膜蒼白なし、眼球結膜黄染なし、口腔内乾燥なし、扁桃腫大なし、頸部リンパ節腫脹なし。 胸部：呼吸音 清、心音 整、心雑音なし。 腹部：軽度膨満 軟、打診/触診で圧痛なし。 四肢体幹：皮疹/紅斑なし、感染を示唆する皮膚所見なし。

診断のプロセスと必要な検査

発熱

発熱のメカニズムは**図1**の通りで、体温調節中枢の基準値が上昇することによって起こります。

救急外来での発熱は感染症の頻度が高く、見逃すと重症化するため、感染症の可能性が否定されるまでは感染症を念頭に問診、診察に臨みます。

問診、身体診察、超音波などで感染巣の推定をし、必要時に尿検査、X線、CTなどの画像検査で治療のマネジメント（穿刺や外科的摘出など）を行います。血液検査では、生化学**【→Part 1-5、6】**、CRP（C反応性蛋白）、PCT（プロカルシトニン）など**【→Part 1-7、9】**、血算（血球分画含む）**【→Part 1-3】**、凝固（PT-INR〔プロトロンビン時間国際標準比〕**【→Part 1-4】**、APTT〔活性化部分トロンボプラスチン時間〕、Dダイマー）、可能であれば血液ガス**【→Part 1-2】**の採取を行います。

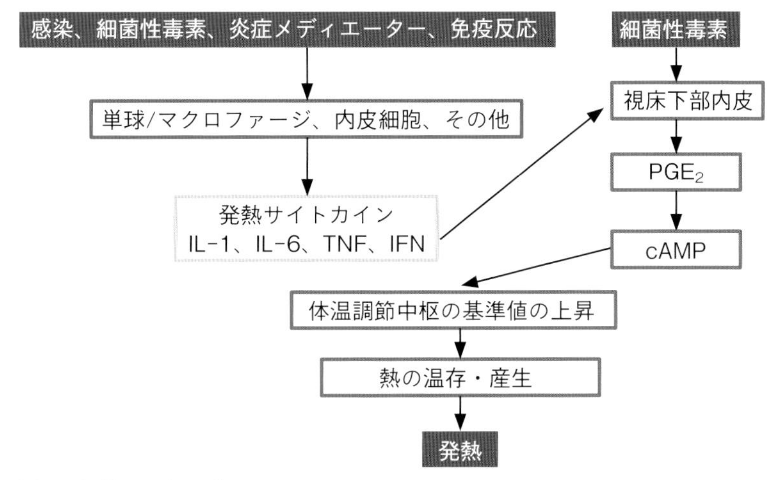

図1　発熱のメカニズム

表1　発熱をきたす感染症 / 非感染症

発熱をきたす感染症	
部位	症例
頭頸部	髄膜炎、副鼻腔炎、化膿性血栓性静脈炎
胸部	肺炎、膿胸など
腹部・背部	胆管炎、憩室炎、前立腺炎、尿路感染症、褥瘡感染など
末梢	壊死性筋膜炎、化膿性関節炎など

発熱をきたす非感染症	
部位	症例
頭頸部	脳出血、甲状腺クリーゼ
胸部	肺血栓塞栓症
心臓	心筋梗塞、Dressler syndrome
腹部	膵炎、副腎不全
末梢	深部静脈血栓症、偽痛風
その他	輸血後発熱、薬剤熱、腫瘍崩壊症候群

感染症を示唆する所見は、WBC（白血球）、CRP、PCTなどで、炎症反応の上昇がみられます。感染巣を推定する所見は、Bil（ビリルビン）、γ-GTP（γ-グルタミルトランスペプチダーゼ）、ALP（アルカリフォスファターゼ）、AST（アスパラギン酸アミノトランスフェラーゼ）、ALT（アラニンアミノトランスフェラーゼ）、尿検査の項目です。また、菌血症を疑う場合には血液培養を2セット採取し、肺炎や尿路感染症などを疑う場合には痰培養や尿培養を提出した後に抗菌薬投与を行います【→Part 1-14】。

発熱をきたす感染症/非感染症の例を**表1**に示します。

なお、血液検査の結果はあくまで経時的変化の一部であり、そのときの数値が重症度を表すとは限りません。感染症の推移は、一般的には「発熱」→「WBC上昇」→「CRP高値」の経過をたどります。しかし、発熱をきたさずにWBC/CRPが高くなる場合や、WBCの上昇をきたさずにCRPが高くなる場合など、宿主の免疫力などにより一般的な経過をたどらない場合もあるため、注意が必要です。

また、細菌感染の可能性を示唆する検査項目としてプロカルシトニンがあります。プロカルシトニンは細菌感染症により上昇し、熱中症では上昇しないことが知られています。しかし、プロカルシトニンはウイルス感染や真菌感染症では上昇せず、反対に熱傷や外傷、膵炎といった非感染性疾患でも上昇するため、解釈が必要です。各種検査値の詳細は、WBC、AST/ALT/Bil、CRP、プロカルシトニンをご参照ください。

高体温

高体温の原因には、視床下部の体温調節機能は正常である場合、暑熱環境への曝露（熱中症）、内因性/外因性の熱産生亢進、あるいは熱放散障害などがあります。

内因性の熱産生亢進には、運動や甲状腺機能亢進症/褐色細胞腫などの臓器疾患、悪性症候群やセロトニン症候群、悪性高熱、アンフェタミン中毒などの薬剤性があります。熱放散障害は皮膚からの熱放散を障害することで引き起こされますが、薬剤性としてはアンフェタミンやコカイン、エフェドリンなどや抗ヒスタミン薬や三環系抗うつ薬などの薬剤が挙げられます。

暑熱環境への曝露、熱産生亢進/熱放散抑制をきたす内服歴などがあり、かつ発熱をきたす病態である可能性が低い場合に高体温として対応します。救急外来での高体温の頻度としては熱中症が多く、熱中症の診断となれば、深部体温（直腸温が望ましい）が39.5℃以上の高体温である時間が長ければ長いほど神経学的予後が悪いことが知られているため、迅速に38.5～39.0℃まで下げることが必要です。

検査結果とその解釈

検査結果

- **心電図**

洞性頻脈（135回/min）、ST-T変化なし。

- **胸部X線**

肺野透過性低下なし。

- **血液検査**

生化学と血算・凝固の検査結果は、**表2、3**の通りでした。

- **尿定性/沈渣**

比重1.019、白血球反応（－）、細菌（－）、尿中白血球数（－）、亜硝酸塩（－）。

表2　血液検査の結果（生化学）

BUN/Cr	13.3/0.94 mg/dL	ALP	357 U/L
Na	141 mEq/L	LDH	205 U/L
Cl	105 mEq/L	CK	104 U/L
K	4.0 mEq/L	Glu	178 mg/dL
T-Bil/I-Bil	0.9/0.6 mg/dL	HbA1c	7.5％
AST/ALT	29/37 U/L	CRP	5.93 mg/dL
γ-GTP	58 U/L	プロカルシトニン	0.54 ng/mL

表3　血液検査の結果（血算・凝固）

WBC	3,700/μL（好中球85％、リンパ球12％、単球1.0％、好酸球1.0％、好塩基球0％、幼若血球なし）	PLT	16.5万/μL
		PT-INR	1.09
RBC	460万/μL	APTT	24.0秒
Hb	15.2 g/dL	Dダイマー	7.5 μg/mL

➡ 宿主の免疫力などで経過が異なるため注意が必要

本症例は、38.2℃と体温上昇しており、暑熱環境への曝露もあったことから、発熱と高体温の鑑別が必要となります。

本症例では生化学で各種逸脱酵素の上昇に乏しく、WBCの上昇もみられませんでしたが、CRPが上昇していること、プロカルシトニンが陽性であることから、細菌感染症の可能性が高いと判断しました。また、病歴を振り返ってみると、菌血症を疑わせるシバリングが出現していたことから、血液培養を2セット採取しました（後日クレブシエラが検出されました）。感染巣特定目的に胸腹部単純造影CTを撮像し、肝膿瘍の診断に至り、膿瘍穿刺と抗菌薬投与による根治療により、6日間の入院の末、退院となりました。

➡ まとめ

感染症は感染巣コントロールや抗菌薬投与の遅れにより致命的になりえます。同様に熱中症に対しては迅速に冷却をしないと神経学的後遺症をきたしたり、場合によっては致命的になる可能性があります。両者の鑑別には病歴聴取と血液検査が重要です。病歴聴取から発熱、または高体温に至った経緯として矛盾がないかを吟味し、適切な治療介入をしていくことが必要です。

また、熱中症であったとしても、背景に感染症が原因で動けなくなり高温曝露された可能性もあるため、両者が併存していないかを確認する必要があります。

「発熱」へのアプローチ

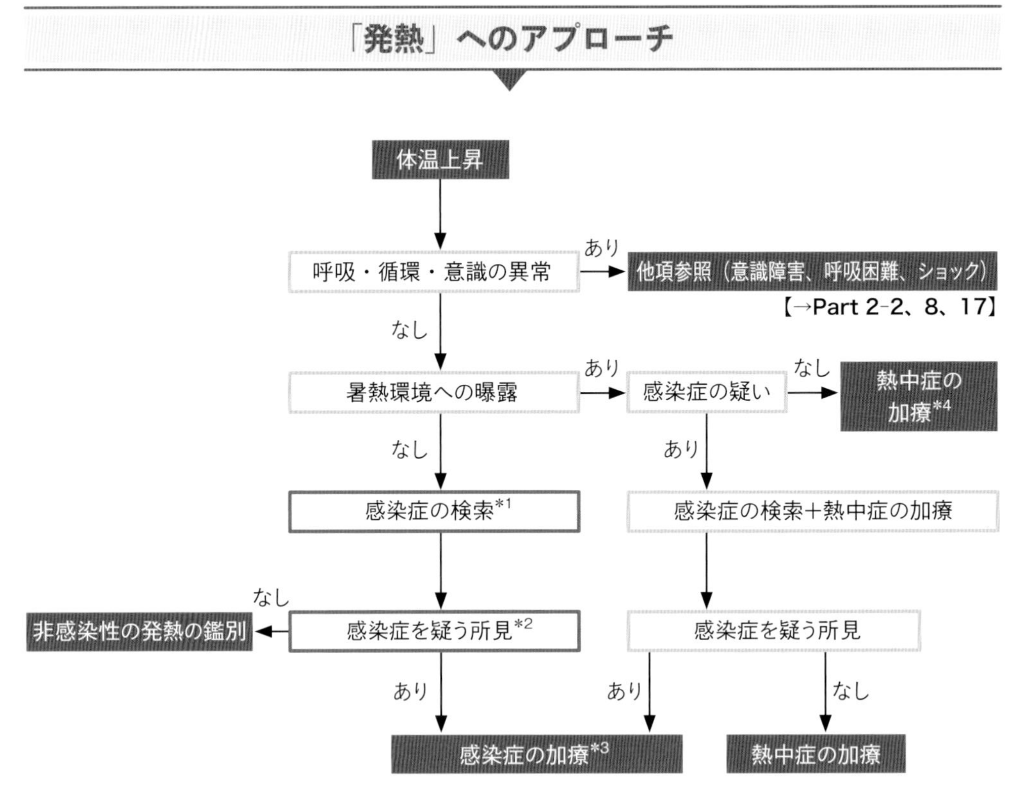

＊1　血液検査（Bil、γ-GTP、ALP、AST、ALT）、尿検査、胸部X線、血液培養2セット、痰培養、尿培養。必要に応じてCT、MRI、腰椎穿刺、胸水穿刺、腹水穿刺など。
＊2　（広域）抗菌薬投与、ドレナージ、手術など。
＊3　WBC、CRP、PCT上昇など。
＊4　深部体温が39℃以下になるまで体表冷却、加冷輸液、血液冷却など。

引用・参考文献

1）福井次矢ほか監. "発熱". ハリソン内科学. 第5版. 東京, メディカル・サイエンス・インターナショナル, 2017, 128-33.

17 ショック

畠山淳司 国立病院機構東京医療センター 救命救急センター

CASE

62歳、男性

現病歴	受診2日前から湿性咳嗽、倦怠感を自覚していたが、仕事が多忙のため経過観察をしていた。その後、38.5℃の熱発と呼吸困難感、意識障害を認めたため家族から救急要請となった。
既往歴	糖尿病、高血圧症、脂質異常症。
救急外来でのバイタルサイン	意識レベルJapan Coma Scale Ⅱ-10、血圧75/40 mmHg、心拍数132回/min、呼吸数33回/min、SpO_2 81％（リザーバー付きマスク酸素10 L/min）、体温38.5℃。
身体所見	呼吸補助筋の使用あり、吸気時喘鳴あり、四肢末梢に冷汗あり、CRT 3秒、両側大腿部に網状皮斑を認める。

診断のプロセスと必要な検査

ショックは4つに分類される

ショックとは、「生体に対する侵襲あるいは侵襲に対する生体反応の結果、重要臓器の血流が維持できなくなり、細胞の代謝障害や臓器障害が起こり、生命の危機に至る急性の症候群」と定義されています[1)]。つまり、急性循環不全がいわゆるショックと考えられています。循環とは酸素運搬と組織灌流のことを指し、これらが破綻することでさまざまな検査値が異常値を示します。

診断の進めかたとしては、組織灌流がなくなるとショックとなるため、血圧は重要な項目です。ショック症状としての呼吸不全（pulmonary insufficiency）、冷汗（perspiration）、顔面蒼白（pallor）、脈拍触知不能（pulseless）、虚脱（prostration）の5Pを見逃さないことが重要です。それ以外の臨床症状として、意識障害や尿量減少、CRT（毛細血管再充満時間；capillary refilling time）の延長や網状皮斑も重要な所見です。ショックの診断基準を**表1**に示します[2)]。

ショックはその原因により、①循環血液量減少性ショック、②血液分布異常性ショック、③心原性ショック、④心外閉塞・拘束性ショックの4つに分類されます（**表2**）。ショックに対応するためには、そのショックの原因が何かを調べなければなりません。

表1　ショックの診断基準（文献2より改変）

1. 血圧低下 収縮期血圧90 mmHg以下
2. 小項目 ・心拍数100回/min以上 ・毛細血管再充満時間2秒以上 ・意識障害（JCS 2桁以上またはGCS 10点以下）、不穏、興奮状態 ・乏尿・無尿（0.5 mL/kg/h以下） ・皮膚蒼白と冷汗、または39℃以上の発熱

血圧低下と小項目3項目以上を満たす場合にショックと診断する。
JCS；Japan Coma Scale、GCS；Glasgow Coma Scale

表2　ショックの分類

分類	原因
循環血液量減少性ショック	・出血性 外傷、手術、消化管出血など ・非出血性 熱傷、重症急性膵炎、下痢、嘔吐など
血液分布異常性ショック	・敗血症 ・アナフィラキシー ・神経原性 脊髄損傷、硬膜外麻酔など ・薬剤性 麻酔薬、抗精神病薬、血管拡張薬など ・副腎不全
心原性ショック	・心筋性 虚血性心疾患、心筋炎など ・機械性 弁膜症、不整脈など
心外閉塞・拘束性ショック	・心タンポナーデ ・胸腔内圧上昇 緊張性気胸、大量血胸、大量胸水など ・血管閉塞 肺血栓塞栓症、羊水塞栓症など ・収縮性心外膜炎

・循環血液量減少性ショック

循環血液量減少に伴い腎血液量が低下した状態では、尿細管からBUN（尿素窒素）の再吸収の割合が増加し、血清Cr（クレアチニン）値に比べBUN値が高値となりBUN/Cr比の開大を伴います【→Part 1-6】。

消化管出血などの出血性ショックに対しては、Hb（ヘモグロビン）の測定は有用です【→Part 1-3】。非出血性ショックとして、重症急性膵炎は膵型AMY（アミラーゼ）の上昇を伴い【→Part 1-5】、大量の下痢による脱水は、HCO_3^-（重炭酸イオン）が過剰に排泄されるため、血液ガス分析で代謝性アシドーシスを認めることがあります【→Part 1-2】。

・**血液分布異常性ショック**

敗血症によるショックでは、急性期の炎症性変化としてWBC（白血球）増加や桿状核球の割合増加、CRP（C反応性蛋白）やプロカルシトニン、プレセプシンの上昇を認めます【→Part 1-3、7、9】。また、感染源同定のために細菌学的検査を行うことが重要です【→Part 1-14】。インフルエンザウイルスの流行時期であればインフルエンザ抗原検査や、画像上、肺炎を疑う所見があれば尿中の肺炎球菌抗原やレジオネラ抗原検査を提出することもあります【→Part 1-12】。また、尿路感染症の鑑別のため尿検査も必要です【→Part 1-10】。意識障害や項部硬直などから髄膜炎を疑う場合は、髄液穿刺を行う必要があります【→Part 1-13】。

アナフィラキシーや脊髄損傷による神経原性、薬剤性によるショックでは、詳細な病歴聴取が診断の決め手となりますが、薬剤性では意識障害のため聴取困難な場合があり、時に尿中乱用薬物検査キットが有用となります【→Part 1-11】。副腎不全による血圧低下では、コルチゾール値が低値を示します。

・**心原性ショック**

心機能低下に伴う血圧低下であり、急性心筋梗塞や不整脈などの鑑別が必要となります。心電図検査や超音波検査以外にも、トロポニンやCK（クレアチンキナーゼ）、CK-MB、BNP（脳性ナトリウム利尿ペプチド）が診断に有用です【→Part 1-8】。

・**心外閉塞・拘束性ショック**

心タンポナーデや緊張性気胸、肺血栓塞栓症などが原因となります。心電図検査や超音波検査、胸部X線や造影CTなどから鑑別を行います。

検査結果とその解釈

検査結果

・**血液検査**

血液検査の結果は**表3**の通りでした。

・**血液ガス分析（リザーバー付きマスク 酸素10 L/min）**

血液ガス分析の結果は**表4**の通りでした。

・**尿一般検査**

比重1.01、pH 5.0、蛋白（−）、尿糖（−）、潜血（−）、亜硝酸（−）、WBC（−）。

・**尿中レジオネラ抗原**

陰性

・**尿中肺炎球菌抗原**

陽性

表3　血液検査の結果

WBC	9,800/μL（分葉核球46.5％、桿状核球40％）	TP	6.8 g/dL
Hb	13.5 g/dL	Alb	3.0 g/dL
PLT	22.3万/μL	BUN	44.2mg/dL
PT-INR	0.99	Cr	1.5 mg/dL
APTT	23.9秒	Na	144 mmol/L
Fib	584.4 mg/dL	K	4.4mmol/L
Dダイマー	8.4 μg/mL	Cl	102 mmol/L
AST	88 U/L	CK	122 U/L
ALT	56 U/L	CRP	13.38 mg/dL
LDH	350 U/L	血糖値	248 mg/dL
ALP	285 U/L	BNP	54.2 pg/mL
γ-GTP	74 U/L	トロポニンT	0.01 ng/mL
T-Bil	1.25 mg/dL		

表4　血液ガス分析の結果（リザーバー付きマスク酸素10 L/min）

pH	7.42	HCO_3^-	17 mmol/L
$PaCO_2$	27 mmHg	BE	−6.1 mmol/L
PaO_2	45 mmHg	乳酸値	7.0 mmol/L

・胸部CT

右下肺野を中心にすりガラス陰影を背景とした浸潤影を認める。

・心電図検査

心拍数122回/min、洞性頻脈、明らかなST変化を認めない。

・超音波検査

心嚢液貯留は認めず、左室壁運動異常を認めず、左室駆出率は60％、下大静脈径は8 mmと虚脱している。

・喀痰培養検査

グラム染色でグラム陽性双球菌を認める。

➡ 心原性ショックは考えにくい

血液検査は、急性期炎症性変化として、WBCの増加と桿状核球の割合増加、CRP上昇を認めています。酸素投与を必要とする急性呼吸不全の状態ですが、心電図検査やCK、トロポニンTは基準値であり、超音波検査とあわせて心原性ショックは考えにくい状況です。熱発と胸部CT、喀痰のグラム染色、尿中肺炎球菌抗原陽性などから肺炎球菌に伴う肺炎によるショックが疑われます。また、敗血症に伴う臓器障害として、肝機能障害や腎機能障害を認めています。

本症例では、ショックに対して十分な細胞外液と抗菌薬の投与を行いましたが、血圧は88/45 mmHgと依然低値であり、昇圧薬としてノルアドレナリンの投与を開始しました。経過中に再検した血液ガス分析（リザーバー付きマスク酸素10 L/min）は、pH（水素イオン濃度）7.48、$PaCO_2$（動脈血二酸化炭素分圧）27 mmHg、PaO_2（動脈血酸素分圧）86 mmHg、HCO_3^- 20 mmol/L、BE（塩基過剰）−3 mmol/L、乳酸値6.7 mmol/Lであり、敗血症性ショックの診断で集中治療室に入室となりました。

敗血症性ショックとは

感染に対する宿主生体反応の調整不全で、生命を脅かす臓器障害と定義されています。十分な輸液負荷にもかかわらず、平均動脈圧65 mmHg以上を維持するために血管作動薬が必要であり、かつ乳酸値が2 mmol/L以上の状態を指します[3)]。

「ショック」へのアプローチ（文献1を参考に作成）

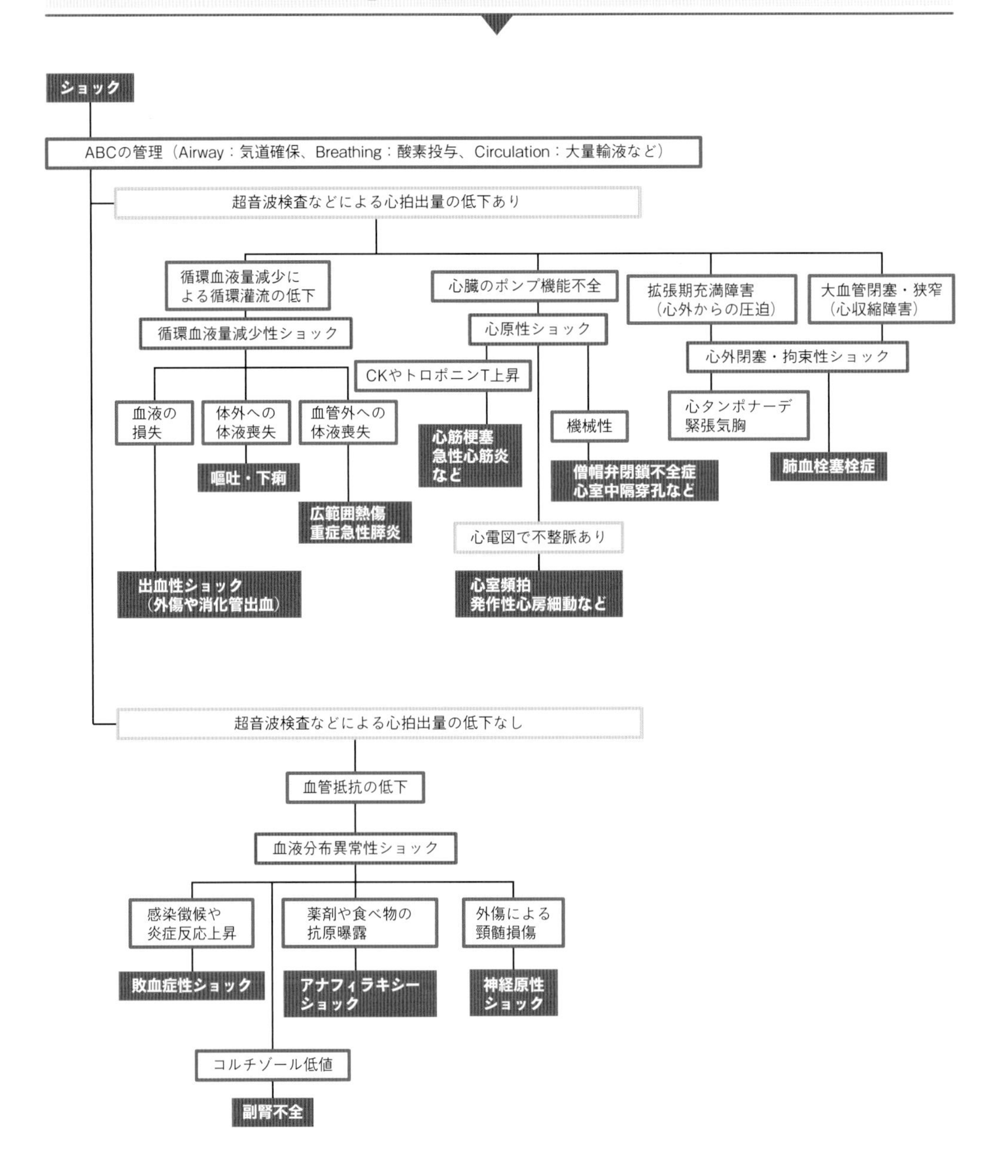

引用・参考文献

1）日本救急医学会監. "Ⅳ章 ショック". 救急診療指針. 改訂第5版. 東京, へるす出版, 2018, 72-7.
2）鈴木昌. ショック. 日本内科学会雑誌. 100(4), 2011, 1084-8.
3）Singer, M, et al. The Third International Consensus Definitions for Sepsis and Septic Shock(Sepsis-3). JAMA. 315(8), 2016, 801-10.

INDEX

数字・欧文

あ

た

な

は

ま

や

ら

■ 読者のみなさまへ ■

このたびは本増刊をご購読いただき、誠にありがとうございました。編集部では今後も皆さまのお役に立てる増刊の刊行をめざしてまいります。本書に関するご感想・提案などがございましたら、当編集部（E-mail：emergency@medica.co.jp）までお寄せください。

Emer-Log 2021年 春季増刊（通巻425号）

救急の検査値これだけBOOK
ディクショナリーで基礎固め、ケーススタディでトレーニング

Emer-Log エマログ

2021年5月1日 第1版第1刷発行

編 集：鈴木 裕之
発行人：長谷川 翔
編集担当：太田真莉子・木村有希子・江頭崇雄・井奥享子
編集協力：有限会社 メディファーム
発行所：株式会社メディカ出版 〒532-8588 大阪市淀川区宮原3-4-30 ニッセイ新大阪ビル16F
電話 06-6398-5048（編集） 0120-276-591（お客様センター）
03-5776-1853（広告窓口／総広告代理店（株）メディカ・アド）
https://www.medica.co.jp E-mail emergency@medica.co.jp
印刷製本：三報社印刷株式会社
定価（本体3,200円＋税） ISBN978-4-8404-7338-5